調剤報酬改定点 2018-19
フォーカスガイド
薬学管理からのアプローチ

Rp.+ レシピプラス 特別編集

オフィス シリウス
山口 路子 著

- A5判　76頁
- 定価（本体1,200円＋税）
- ISBN 978-4-525-78861-2
- 2018年10月発行

調剤報酬改定のポイントがスッキリわかる！

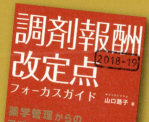

2018年度調剤報酬改定のポイントをスッキリまとめた早わかりガイド．改定ポイントを図解して整理するとともに，具体例を示しながら算定要件などを丁寧に解説した．保険薬局のレセプト業務で抱える悩みや疑問はこの一冊で解決！！

詳しくはWebで

 南山堂　〒113-0034 東京都文京区湯島4-1-11
TEL 03-5689-7855　FAX 03-5689-7857（営業）
URL http://www.nanzando.com
E-mail eigyo_bu@nanzando.com

「1滴」のチカラを科学する！
点眼剤

執筆者一覧 (執筆順)

吉川啓司	吉川眼科クリニック　院長	佐野元基	名古屋セントラル病院薬剤科
村上 理	学校法人医学アカデミー薬学ゼミナール 教育課／事業サポート室	二宮昌樹	徳島文理大学香川薬学部医療薬学講座 教授
浜田康次	株式会社日本アポック　顧問	浅羽宏一	近森病院総合診療科　部長
河嶋洋一	京都ひとみケアリサーチ　代表	青島周一	医療法人社団徳仁会中野病院薬局
池田博昭	徳島文理大学香川薬学部医療薬学講座 教授	桑原秀徳	医療法人せのがわ瀬野川病院薬剤課
浅井考介	ヤナセ薬局	山本雅洋	中部薬品株式会社
柴田奈央	アトリアふじ薬局		

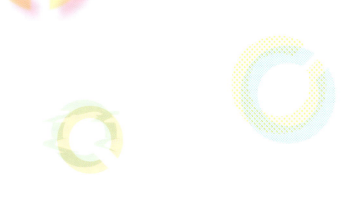

　点眼剤．その「1滴」は 30μL 前後にすぎないのですが，種々の眼疾患に対し第一に選択される治療手段となっています．

　さて，点眼剤は主薬と添加剤からなりますが，その治療対象となる眼疾患は，ドライアイや結膜炎などの眼表面疾患から，虹彩・毛様体付近に点眼剤が作用する緑内障まで多岐にわたります．そのため，点眼剤の「1滴」に含まれ治療効果の主体となる主薬の薬理作用や作用機序に基づいて選択されているのが特徴です．さらに，点眼剤が「水もの」であるために生じ得る諸案件（易感染性や角膜・結膜障害，使用感など）をクリアするために，「1滴」に含まれる防腐剤や等張化剤など添加剤の役割が非常に大きいことも，点眼剤の特徴の一つです．

　また，点眼剤を投与するには『眼表面に「1滴」を滴下するという行為』が必要不可欠です．これが経口剤の投与に比べてはるかに難易度が高いことも，点眼剤を使用するうえで超えるべき大きなハードルです．

　つまり，点眼剤の「1滴」は「たかが1滴，されど1滴」であり，その効果と副作用の客観的評価，あるいは使用にあたっての諸問題などについて十分な情報提供が必要です．しかし，これまでその機会は多いとは言えませんでした．

　そこで今回，点眼剤を巡る諸分野における当代の専門家に「Key word は1滴」を念頭に置いていただいたうえで，念入りな情報提供をお願いいたしました．ご期待ください．

吉川眼科クリニック　院長　**吉川啓司**

Contents

「1滴」のチカラを科学する！ 点眼剤

008　眼科領域の基礎知識・まめ知識
- 008　1. 点眼剤のチカラを理解するための解剖生理学
- 016　2. 眼科検査からわかること

021　「1滴」で眼に効く点眼剤のチカラ
- 021　1. 点眼剤の剤形と特徴
- 026　2. 点眼剤「1滴」の流れと主な作用部位
- 030　3. 低濃度・低用量で効果を示す理由
- 033　4. 全身に与える影響と副作用 ―「1滴」を侮らない―

036　「1滴」のチカラを踏まえた点眼指導・管理の重要性
- 036　1.「1滴」のチカラを患者に伝える
- 037　2. 正しいさし方・誤ったさし方
- 043　3. 眼軟膏剤の使用方法は？
- 044　4. 複数の点眼剤処方への対応
- 046　5. 保管時のトラブルと対応

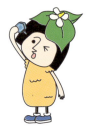

050　解剖！「1滴」の点眼液＆点眼容器・投薬袋
- 050　1.「1滴」の構成成分とその役割
- 053　2. 点眼容器の機能と工夫
- 056　3. 投薬袋の遮光性と工夫
- 058　4. 構造式からみた点眼液＆点眼容器・投薬袋の「かたち」

068 「1滴」が医療費に与える点眼剤のチカラ

- 068　1. 眼に必要な点眼液の用量と点眼剤の「1滴」量のズレと医療経済的な問題
- 070　2. 「1滴」量からみた薬の価格と使用可能期間にみられる医療経済的な問題

074 要点整理！ 点眼剤の薬学管理

- 074　1. 点眼剤による薬物療法が必要な疾患
  感染性結膜炎　074／アレルギー性結膜炎　075／白内障　075／ドライアイ　076／ぶどう膜炎　076／
  緑内障　077／眼精疲労　080
- 081　2. 点眼剤の薬学管理ファイル
  緑内障治療薬　081／ドライアイ治療薬　089／抗菌点眼剤　091／抗アレルギー点眼剤　093
- 096　3. 患者に寄り添う点眼アドヒアランスを考える

100 処方例から学ぶ！ 点眼指導

- 100　**case 1**　麦粒腫で抗菌薬の点眼剤が処方された20代女性
  - クラビット®点眼液0.5％ 5mL　1本　1回1滴　1日3回　右眼　朝昼晩点眼
- 104　**case 2**　緑内障を点眼剤で治療中，ドーピング規程に抵触する可能性が考えられた20代男性アスリート
  - ザラカム®配合点眼液2.5mL　1本　1回1滴　1日1回　両眼　朝に点眼

118　文 献

コラム
- 020　検査で使う点眼剤のはなし
- 072　点眼容器と1滴量
- 098　こんな患者さんにも要注意！

Series
- 006　最近のコクシ　点眼剤
- 073　ハマゾン.co.jp　眼の誕生
- 110　生薬スロットでわかる漢方薬　眼疾患
- 112　エビデンスと実臨床の架け橋 ～臨床疑問のゆくえ～
  緑内障の点眼剤は防腐剤がないほうがよい？

book review
- 015　ポリファーマシー見直しのための医師・薬剤師連携ガイド

※巻末付録 医薬品集カスタマイズツールはお休みします

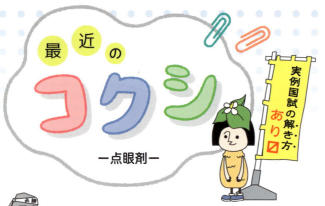

国試では点眼剤を使用する眼疾患としては，緑内障が多く出題されます．主薬の作用機序・副作用だけでなく添加剤についての内容や服薬指導に必要な点眼剤の正しい使用方法などが問われています．

村上　理／浜田康次

新作問題

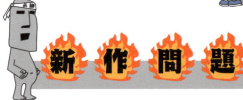

問 74歳，男性．他の緑内障治療薬で十分な効果が得られなかったため，ドルゾラミド塩酸塩・チモロールマレイン酸塩点眼液を用いて治療することとなった．配合点眼剤である本剤に関する記述のうち，<u>誤っている</u>のはどれか．**2つ選べ**．

❶ 気管支喘息の患者には禁忌であるため，現病歴を確認する．
❷ 重篤な腎障害患者にも安全に用いることができる点眼剤である．
❸ ベンザルコニウム塩化物含有製剤と非含有製剤があるため，過敏症の既往歴を確認する．
❹ CYPによる代謝を受けるため，併用薬に注意が必要である．
❺ ドルゾラミド塩酸塩は，Ⅰ型炭酸脱水酵素に対して選択的に阻害作用を示し，房水産生を抑制する．

練習問題

問1～2

56歳男性．OTC医薬品を購入するため薬局を訪れた．現在使用している処方薬について薬剤師が確認したところ，持参したお薬手帳から，以下の点眼剤を使用していることが判明した．

ラタノプロスト点眼液0.005％（2.5mL/本）
1本　　　　　1回1滴　1日1回　両目点眼
カルテオロール塩酸塩点眼液2％（持続性）
（2.5mL/本）1本
　　　　　　　1回1滴　1日1回　両目点眼

また，お薬手帳には，点眼剤による治療開始前に測定された眼圧が記載されていた．
　（眼圧）右28mmHg，左27mmHg

問1 この患者の病態とその治療薬に関する記述のうち，正しいのはどれか．**2つ選べ**．

1　この患者は正常眼圧緑内障である．
2　眼圧コントロールが不良となり視神経が高度に障害されると，その機能は薬物治療によっては回復しない．

3 ラタノプロストは，毛様体における房水の産生を抑制し眼圧を低下させる．

4 ラタノプロストの副作用に虹彩色素沈着がある．

5 カルテオロール塩酸塩は，ぶどう膜強膜流出経路からの房水の流出を促進し眼圧を低下させる．

問2 この患者にOTC医薬品を推奨する場合，避けるべき成分はどれか．2つ選べ．

1 チキジウム臭化物
2 ジヒドロコデインリン酸塩
3 クロルフェニラミンマレイン酸塩
4 デキストロメトルファン臭化水素酸塩
5 無水カフェイン

問3

75歳男性．かねてから緑内障治療のため，処方1の薬剤を使用していた．
両目が充血し，目やにも出ることから，かかりつけの眼科医を受診したところ，細菌性結膜炎と診断され，処方2が新たに追加された．

(処方1)
カルテオロール塩酸塩点眼液※1％（持続性）
（2.5mL/本）1本
　　　1回1滴　1日1回　夕　両目点眼
※添加剤として，アルギン酸を含む．
(処方2)
レボフロキサシン点眼液1.5％（5mL/本）1本
　　　1回1滴　1日3回　朝昼夕　両目点眼

問3 これらの処方薬の使用方法について，薬剤師が患者に指導する内容として適切なのはどれか．2つ選べ．

1 点眼後は，数回まばたきをし，薬液が患部全体にいきわたるようにする．
2 点眼後は，目頭を圧迫する．
3 夕方の点眼時は，2剤を間隔をあけずに連続して点眼する．
4 夕方の点眼時は，処方2の薬剤を先に点眼する．

新作問題 解答

[解答 2, 5]
配合点眼剤は，2剤目による洗い流し効果の回避，防腐剤の曝露量の減少，点眼回数の減少による点眼アドヒアランス向上などが見込めるが，両薬剤による副作用や相互作用に留意しながら処方・服薬指導する必要がある．
❶ 正：非選択的β遮断薬であるチモロールマレイン酸塩は，点眼で用いても気管支喘息に禁忌である．
❷ 誤：ドルゾラミド塩酸塩およびその代謝物は主に腎より排泄されるため，体内に蓄積する可能性があり，重篤な腎障害の患者には禁忌である．
❸ 正：ベンザルコニウム塩化物に過敏症の患者には非含有製剤を選択することが望ましい．
❹ 正：ドルゾラミド塩酸塩は主としてCYP2C9，2C19および3A4によって代謝され，チモロールマレイン酸塩は主としてCYP2D6によって代謝される．
❺ 誤：ドルゾラミド塩酸塩は，Ⅱ型炭酸脱水素酵素に親和性が高く，Ⅰ型炭酸脱水素酵素に比べ約95倍の結合能を示す．

練習問題 解答

問1 [解答 2, 4]
1 誤：眼圧の正常範囲は10〜20mmHgであり，本患者の両眼の眼圧は高値を示している．
2 正：緑内障による視神経障害や視野障害は不可逆性であるため，早期発見，早期治療が重要である．
3 誤：ラタノプロストは，プロスタグランジン$F_2α$誘導体であり，主にぶどう膜強膜流出経路からの房水流出を促進する．
4 正：ラタノプロストなどのプロスタグランジン誘導体の副作用として，まつ毛の異常（多毛）や虹彩，眼瞼の色素沈着がある．
5 誤：カルテオロール塩酸塩は，非選択的β受容体遮断薬であり，毛様体血管のβ₂受容体を遮断することで血管を収縮し，房水産生を抑制する．

問2 [解答 1, 3]
チキジウム臭化物やクロルフェニラミンマレイン酸塩は，抗コリン作用を有する薬物であり，房水通路が狭くなり眼圧が上昇し，症状を悪化させるおそれがあるため，緑内障の患者は服用を避ける必要がある．

問3 [解答 2, 4]
1 誤：点眼後は，薬液が流れ出ることを防ぐため，閉眼するように伝える．
2 正：点眼後は，涙管や鼻腔に入り込むのを防ぐため，閉眼したあと，目頭を1〜5分間軽く押さえてから目を開けるように指導する．
3 誤：2種以上の点眼剤を使う場合，しばらく間隔をあけてから使用する．
4 正：カルテオロール塩酸塩点眼液1％（持続性）は，眼表面での滞留性向上および持続性発揮のためアルギン酸を添加している．そのため，他の点眼剤との併用時には，本剤が他の点眼剤の吸収性に影響を及ぼす可能性がある．また，他剤が本剤の持続性に影響を及ぼす可能性がある．したがって，処方2の薬剤を点眼し，10分間の間隔をあけて処方1の薬剤を点眼するよう指導する．

眼科領域の基礎知識・まめ知識

点眼剤のチカラを理解するための解剖生理学

眼球とその周囲のつくりとはたらき

眼球のつくり

　眼球は，正常成人では直径24mm前後の球形をなし，骨で囲まれた深さ50mmの腔である眼窩内にあります．眼窩内は眼球を保護するため脂肪組織で満たされ，さらに，眼球運動を制御する外眼筋（4つの直筋と2つの斜筋）が走行しています（**図1**）．

　「目は頭の一部」と言われますが，実際に眼球と頭蓋内は視神経と眼動脈が通る視神経管でつながっています．なお，眼球突出を引き起こす疾患の一つに甲状腺眼症（バセドウ病）がありますが，これは眼窩内に炎症が生じ，その結果，外眼筋肥大や眼窩脂肪組織が増生すると，眼窩内の圧が高まり，眼球を前方に押し出すことによるものです．

眼球の内部を知る

　眼球の外側を形づくっているのが**強膜**です．よく「しろめ」と言われますが，これは強膜の白色が結膜から透けて見えるためです．一方，「くろめ」といわれるのが，眼球の前方に強膜と連続して位置する**角膜**です．角膜は厚さが約0.5mmあります．外界からの光刺激が目に入る最初の関門となるため，透明性を維持する必要があり，血管ではなく涙液から栄養を受けています．長期にわたり角膜にキズや炎症が生じると，強膜から血管が角膜内に侵入し，結果的に角膜は混濁を来します．

　ぶどう膜は**虹彩・毛様体・脈絡膜**からなります．虹彩は「茶目」とよばれ，眼球の前半部・後半部の境目となり，また，光が眼内に入る際のカーテンの役割を果たします．そのため，メラニン色素が少ない白人の目ではまぶしさを感じやすくなります．虹彩中央の開口部は**瞳孔**とよばれ，光に反応（散瞳・縮瞳）して眼内へ入る光量を調節します．この反応は自律神経系を介して生じるため，眼科の散瞳検査や治療などでは自律神経作動薬が用いられます（→p.20）．

　毛様体は虹彩の後方にあるため通常は観察できませんが，房水を産生し，さらに遠近のピント合わせをします．脈絡膜には色素が豊富にあり，網膜に栄養を与え，また，光が角膜以外から眼内に入らないように「暗箱」のはたらきもしています．なお，虹彩や脈絡膜には

💡 近視では眼球の直径が長くなり，30mm以上になることもあります．

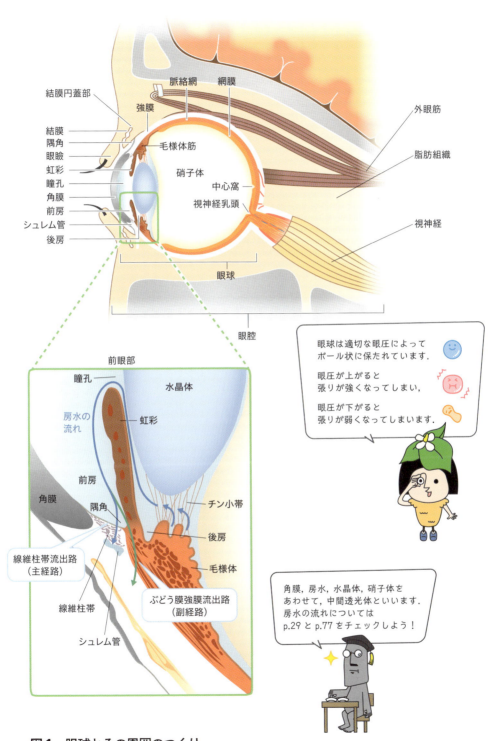

図1　眼球とその周囲のつくり

血管が豊富に分布しています．そのため，ベーチェット病・サルコイドーシスなど全身性の炎症反応の場となりやすいのです．

▲ 眼球周囲を知る

眼球周囲は，眼瞼・結膜・涙器・外眼筋から構成されます．眼瞼皮膚は体表の皮膚のなかでもっとも薄いため，アレルギー性疾患などの「場」になることが少なくありません．眼瞼は眼を開けたり閉じたり，まばたきをすることで，涙液の交換あるいは涙点から副鼻腔への涙液の排出をコントロールします．このため，閉瞼が十分でなければ涙（涙液）が蒸発し，眼表面に強いキズが発症します（兎眼性角膜炎）．結膜は眼球表面と眼瞼裏面を覆う透明な粘膜で，眼表面を保護するための粘液などを分泌します．結膜と強膜の間には血管が走行するため，角膜・結膜に炎症や感染症が生じると，血管が拡張し充血や眼脂が目立つようになります．

涙器は涙腺と涙道からなります．涙腺は眼窩上外側に存在し，1日約2〜3mLの涙液を分泌します．涙液は眼表面を潤わせたのち，涙点→涙小管→涙囊→鼻涙管を経て鼻腔へ流出します（図2）．

眼球のはたらき

眼球は文字通り「ボール状」で，内圧である眼圧が正常（10〜20mmHg）であることにより形状が保たれ，その機能（見ること）を発揮します．眼圧は，房水の産生と排出のバランス

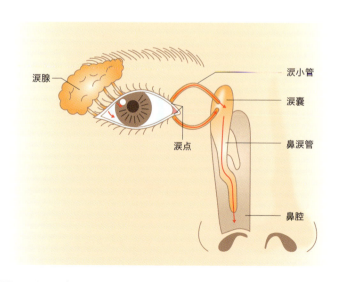
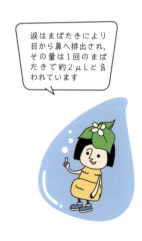

涙はまばたきにより目から鼻へ排出され，その量は1回のまばたきで約2μLと言われています

図2 涙の流れ

により維持されています（**図1**）．なお，房水は毛様体で産生され隅角から排出されます．高眼圧が持続すると，視機能が障害され緑内障に至ります．

目のもっとも重要な役割は「見ること」です．「見ること」は言い換えれば，外界からの光が角膜を通過し，中間透光体とよばれる前房・水晶体・硝子体を経て網膜で感知され，視神経を経て後頭葉の視覚中枢で認知されることです．光がスムーズに通過するには，通路となる角膜や中間透光体は透明性を維持する必要があるため，無血管組織になっています．

水晶体は，厚さ4～5mmの円盤状で，凸レンズの役割を果たします（**図1**）．加齢などにより水晶体のタンパク質が変性して混濁すると白内障になり，手術の適応を考えます．硝子体は，眼球内で水晶体後方と網膜との間のスペース（約4mL）を満たす無血管でゲル状の組織です．硝子体は加齢などによりゾル化すると，硝子体線維が浮遊することで飛蚊症を生じるほか，その線維が網膜を牽引し網膜裂孔や眼底出血を来すことがあります．

目をカメラに例えると，水晶体はレンズに相当します．一方，フィルムに相当するのが**網膜**です．網膜は光を受け止める神経節細胞とその軸索，視細胞，栄養組織などを含む10層からなり，厚さは0.4mm前後ですが，血管が豊富な組織です．そのため，高血圧，糖尿病などの全身的な循環障害に影響され，出血などの細小血管異常が発症しやすく，局所的な虚血から新生血管が発生すれば，病変は硝子体にまで及んでしまいます．近年では，眼科手術技術などの進歩により重篤な網膜・硝子体病変への処置が可能になっています．

モノを「見る」，モノが「見える」「見えない」しくみ

目，あるいは頭蓋内を含めた光の通り道の構造や機能が維持されていることが「見える」ことの前提です．目から中枢にかけての経路に病的な状況が発生すれば，光の通過が阻害され「見えない」状態に陥ります．

「モノを見る」と一口に言いますが，これには視力や視野，色覚など，いろいろな要素が含まれます．視力は物体の存在や形状を認識する能力であり，その評価には通常は2点または2線を認識する最小分離閾を測定します．実際には，5mの距離からLandolt環（ランドルト）とよばれる環に設けられた切れ目を，片眼で認知できれば「視力1.0」とします（**図3**）．

さて，外界から目に入る光線は平行光線です．「見える」ためには光が網膜上に結像する（ピントが合う）必要があります．つまり，平行光線を屈折させる角膜・水晶体の屈折力と角膜頂点から網膜面までの長さ（眼軸長）が重要となります．なお，屈折力の単位には焦点距離の逆数であるディオプトリー（D）が用いられます．

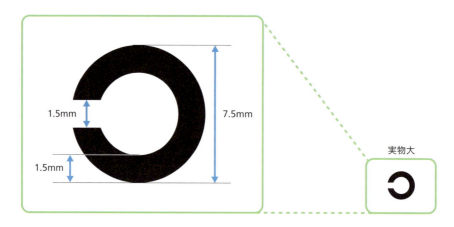

図3 Landolt環
5mの距離からLandolt環の切れ目の方向がわかれば，視力は1.0となる．

　モノから目までの距離は，遠いことも近いこともあり一定ではありません．そこで，目には，いわばオートフォーカスの機能（調節力）が備わっており，近方の像に対しては毛様体筋が収縮し，チン小帯の作用で水晶体が厚みを増してピントを合わせます．しかし，調節力は加齢とともに減少するため，近方の像が「見にくく」なります．これを老視（老眼）とよび，通常は40歳前後から自覚されます．

　水晶体の静止状態での焦点の結びかたを基準として，正視（無調節状態でピントが合う），近視（屈折力に比べて眼軸長が相対的に長い），遠視（屈折力に比べて眼軸長が相対的に短い）に分類されます．また，乱視は目に入る平行光線が網膜上の1点に結像しない状態です．近視，遠視，乱視，それぞれに対し，凹レンズ，凸レンズ，乱視用レンズを用いて矯正します（**図4**）．

　光の強さを識別する能力を光覚といいます．網膜には錐体細胞と桿体細胞という2種類の視細胞があり，錐体細胞は明るい場所で，桿体細胞は暗い場所ではたらきます．色覚は可視光線の範囲（波長：400〜800nm）のなかで色を感じる能力をいい，網膜の錐体細胞が関与します．なお，石原式色覚表は世界標準の色覚検査法となっています．

　視野は視線を固定した状態で見える範囲を言います．視野は眼表面から頭蓋内の後頭葉にある視覚野に至る光の通り道（視路）のどこかに病変が存在すれば異常が表れます（**図5**）．両眼の視野は両耳側30°の領域を除き重なりあっていますが，左右の目で見る像はそれぞれわずかに異なります．この両眼に別々に映った画像を一つに重ね合わせてみる能力（両眼視機能）により，立体感や遠近感が得られます．

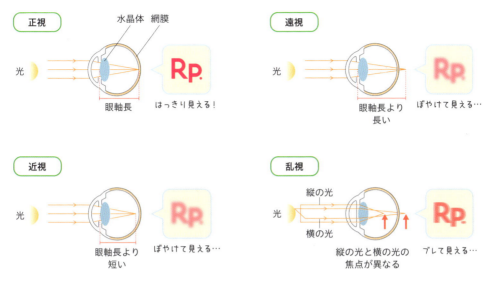

図4　近視・遠視・乱視

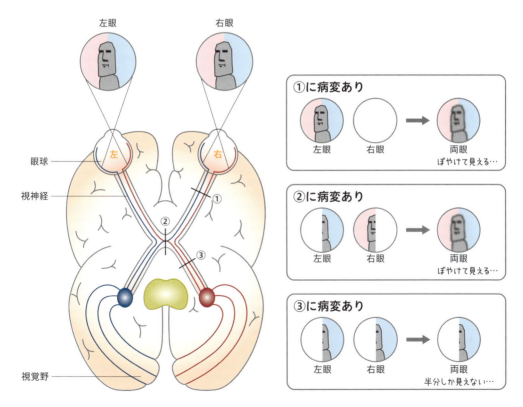

図5　視野と視野異常のしくみ
それぞれの眼の右側の視野（■）が左の視覚野へ，左側の視野（■）が右の視覚野へ伝わる．視路のどこかに病変があると，その部位に対応して視野に異常があらわれる．

涙の出発点から到着点までの流れ

　涙（涙液）は眼窩上外側にある涙腺から1日平均2〜3mL分泌され，角膜を栄養し，その透明性を維持しています．角膜上で涙液は**油層，水層，ムチン層**からなり，油層はその蒸発を防ぐために重要な役割を果たします．ムチン層は，本来ならば疎水性である角膜上皮を親水性に保ちます（**図6**）．

　涙は角膜上で約10％は蒸発し，その他はまばたきのはたらきにより涙点〜涙道を通じて鼻腔に流出します（→p.10，**図2**）．涙の量は涙腺からの分泌，眼表面からの蒸発，涙道からの排出のバランスにより保たれます．すなわち，涙液分泌の亢進，または排出の低下により，「涙っぽい，あるいは涙が出る」状況になります．逆に，分泌の減少など，さまざまな要因により涙液が減少すると「目が乾き」ます．

　「涙が出る」状況は，涙液の分泌亢進あるいは涙液の排出障害が考えられます．悲しみや喜びなどの感情の高ぶり，眼表面の障害（ゴミや強い刺激など）があれば，反射性に涙が分泌されます．

　涙液が排出される経路のいずれかに，流れを阻害する狭窄や閉塞があれば流涙を生じます．眼表面〜涙点では瞬目不全（兎眼など），結膜弛緩，涙点や涙道の狭窄・閉塞（点眼剤・経口剤）により涙の流れが阻害されます．また，涙点〜涙道の障害は先天性の涙小管閉塞や加齢による涙道の狭窄・閉鎖などが要因となりますが，最近では抗がん薬などによる狭窄も注

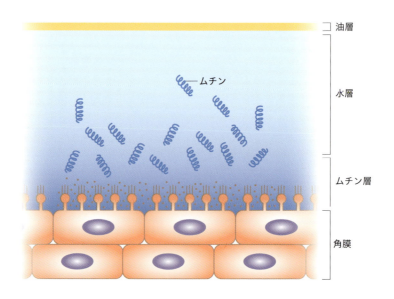

図6　涙液の組成

💡 涙液の水層部分は，血液を原料としています．

目されています．涙道通過障害の多くは外科的治療の対象となります．

　「目が乾く」場合，涙液の量的減少，あるいは，涙液の質的異常により眼表面への涙液の栄養供給が不十分なことが考えられ，このような状態はドライアイと総称されます．ドライアイは涙液減少型と蒸発亢進型に分類でき，前者にはシェーグレン症候群（慢性的なリンパ球浸潤が涙腺の破壊と機能障害を生じ，口腔内乾燥とドライアイがみられる）と非シェーグレン症候群（加齢，炎症などによる涙腺機能不全など）があります．蒸発亢進型ドライアイは涙液層の油層の異常（マイボーム腺機能不全）やビタミン欠乏，点眼剤中の防腐剤，コンタクトレンズの影響などによっておこります．ドライアイに対する第一選択の治療は，点眼剤の投与となります．

吉川啓司

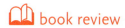
book review

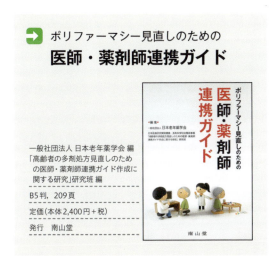

一般社団法人 日本老年薬学会 編
「高齢者の多剤処方見直しのための医師・薬剤師連携ガイド作成に関する研究」研究班 編
B5判，209頁
定価（本体2,400円＋税）
発行　南山堂

『医師と薬剤師の連携とは，
考えていることを伝えること』

　"処方された薬が在宅で山のように発見された" "たくさん処方されていた薬を減らしたら元気になった"，そんな話を聞くたびにこれまで何をしていたのだと多くの薬剤師は残念な気分になる．このような問題，いわゆるポリファーマシーを解決するために，これまでも多くの成書が出版され，私たちの考え方や行動の支えになっていた．薬剤師の視点で処方された薬の適否を判断するもの，診察する医師の立場から見た問題点を論じるもの，それぞれの視点で学ぶものがあった．さて，先ごろ医師，薬剤師，看護師を対象とした「高齢者の医薬品適正使用の指針（総論編）」が厚生労働省より発出された．本書はまさにこの指針作りに中心的役割を果たした著者と日本老年薬学会の編集によるものである．最大の特徴は「医師・薬剤師連携のアクションチャート」を提示し，医師と薬剤師が連携してポリファーマシーに対処する視点である．豊富なQ&Aや医師と薬剤師の会話例が実践的で実に嬉しい．

株式会社ファーコス　代表取締役社長　島田光明

眼科領域の基礎知識・まめ知識

2 眼科検査からわかること

視力検査

　視力検査は室内(50ルクス以上)や視標(500±124ルクス)の明るさを一定にし、Landolt環(ランドルト)(→p.12)を用いて調べます。裸眼視力が低下していても、**矯正眼鏡により視力が確保されるならば、近視・遠視・乱視などの屈折異常である可能性が高く、通常、30〜50cmの距離で測定する近方視力の低下があれば老視(老眼)の存在を疑います**。眼鏡による矯正が不能であれば病的変化の存在を疑います。

眼底検査

　眼底検査には直像鏡や倒像鏡などの検眼鏡(図1 a)を用います。また、前置レンズ(図1 b)や接触型レンズを用いて、視神経乳頭や網膜・黄斑部・硝子体の状況を詳細に観察し**緑内障や眼底出血、黄斑変性、網膜剥離などの病変**の有無や程度を判定します。網膜の血管病変の把握には眼底カメラ(図1 c)を用いた蛍光眼底造影が用いられ、また、光干渉断層計(OCT、図1 d)により眼底病変の非侵襲的な三次元方向の把握ができるようになり、緑内障や眼底疾患の診断精度が向上しています。

眼圧検査

　眼圧は眼球のもつ内圧であり、臨床的には、眼球に一定の圧を加えて生じる変形の程度、あるいは一定の変形を起こすのに必要な力から間接的に測定します。現在では、角膜を圧平して眼圧を測定する圧平式眼圧計が主流を占めていますが、角膜を圧平する方法により円筒型の圧平プリズムを用いる眼圧計(Goldmann眼圧計)(ゴールドマン)と、噴出された空気を用いる空気眼圧計に分けられます(図1 e)。眼圧は正常範囲(10〜20mmHg：平均約15mmHg)ですが、体位・呼吸・運動などにより変動します。また、1日の中や季節ごとにも変動します。そのため、正確な眼圧の把握には複数回の測定が必要です。

　眼圧測定がもっとも重要となる疾患の一つが緑内障です。治療とも強く関連します。特に、わが国に多い正常眼圧緑内障の眼圧は正常範囲にあるため、眼圧については単に「異常・正常」のみでなく、定量的な評価が必要になります。

💡 ルクスは明るさの単位の1つです．

眼科領域の基礎知識・まめ知識

a 検眼鏡

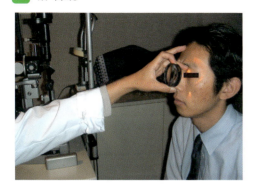

b 前置レンズ

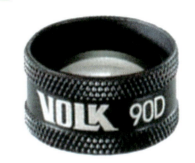

画像提供：株式会社キーラー・アンド・ワイナー

c 眼底カメラ

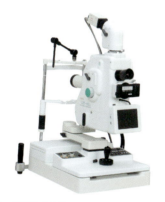

画像提供：興和株式会社

d 光干渉断層計

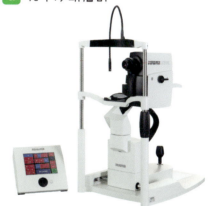

画像提供：ジャパンフォーカス株式会社

e 眼圧計

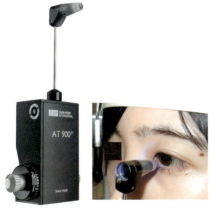

画像提供（左）：ジャパンフォーカス株式会社

f 視野計

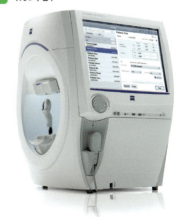

画像提供：カールツァイスメディテック株式会社

図1　眼科検査機器

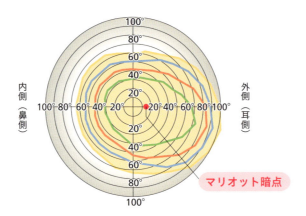

図2　視野とマリオット暗点
右眼の単眼視野を示す．中心に近いほど，小さく暗い光も認識できる．遠ざかるほど大きく明るい光しか認識できなくなる．

視野検査

　視野は視線を固定した状態でみえる範囲を言います．正常視野の範囲は外側100°，下方70°，上側・内側はそれぞれ60°です．また，視神経乳頭に相当する範囲は病的変化がなくてもみえない部位であり**マリオット暗点**とよばれます（**図2**）．視野検査は，視標を動かして測定する動的検査と，視標は動かさず明るさを変化させて測定する静的検査に大別されますが，最近ではコンピューター技術を活用した静的検査が主流を占めています（**図1f**）．視野検査は被験者の集中力が必要で，片眼の検査に10分程度かかります．そのため，固視不良や視標の押し間違いや押しすぎなどが生じやすくなります．最近の視野計は，測定精度は担保しつつ，測定時間の短縮化に成功しています．

　緑内障は慢性進行性疾患ですが自覚症状に乏しく，その大半で視力障害より視野障害が先行するため（**図3**），視野検査による診断ならびに進行性の有無の判定が重要になります．

隅角検査

　隅角検査では，隅角の広さを調べ開放型か閉塞型かを判定します．線維柱帯と虹彩周辺部とのなす角度が20°以上なら閉塞は生じ得ず，20°以下であれば閉塞を生じる可能性が高くなります（→p.9，**図1**）．隅角検査は緑内障診療において必須となっています．開放隅角と閉塞隅角では，治療方針も根本的に異なるからです．

　隅角検査は隅角鏡を眼表面に接触させ，隅角鏡に装置されているミラーにより光を屈折

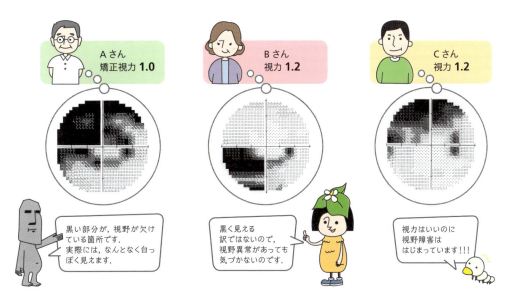

図3 緑内障初診時の視力と視野例

させて行います．最近ではOCTの進歩により，レンズを用いることなく，隅角の開大度の判定が可能になりました．隅角に炎症細胞の沈着や色素異常が観察されれば，過去に生じた炎症性疾患の存在が推測されます．なお，**隅角検査で閉塞を生じる可能性があると判断されれば，いわゆる「緑内障禁忌薬」の投与は回避する必要があります**．

涙液検査

細隙灯顕微鏡検査で涙液メニスカスの異常，涙液層破壊時間（tear breakup time）の減少，角結膜上皮障害などを観察し，ドライアイを診断します．涙液量はシルマーテストと綿糸法により調べます．シルマーテストはドライアイの簡易検査に用いられます．綿糸法は色素をつけた綿糸の先端を点眼麻酔をしない結膜嚢の中央に挿入し，閉瞼5～10秒後に開瞼させて綿糸の色素の染まり具合を調べます．10mm未満は涙液分泌が減少，20mm以上が正常，30mmを超えると角膜の知覚過敏か，導涙性障害による流涙症が疑われます．

吉川啓司

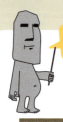

コラム 検査で使う点眼剤のはなし

● 散瞳薬

　眼底検査の際に用いられる散瞳薬の代表が，副交感神経―瞳孔括約筋と交感神経―瞳孔散大筋に作用するミドリン®P（トロピカミド・フェニレフリン）です．点眼後，20分程度で散瞳が得られますが，回復には数時間を要します．ミドリン®M（トロピカミド）やネオシネジン（フェニレフリン）は散瞳作用がマイルドであり，かつサンピロ®（ピロカルピン）点眼により，散瞳の回復が増進されます．なお，散瞳薬は1万人に1人程度の割合で，アレルギー性反応を生じる可能性があります．

　アトロピンは瞳孔括約筋麻痺および毛様体筋麻痺を生じ，10～12日間，散瞳効果が持続します．ぶどう膜炎による虹彩後癒着防止や小児の屈折検査などにも用いられます．点眼により，血圧上昇や口渇，悪心，頭痛などの全身症状があらわれることがあります．サイプレジン®（シクロペントラート）は散瞳に加え調節麻痺作用があり，小児の屈折検査に用いられます．

● 麻酔薬

　点眼麻酔薬は眼科検査，処置，小手術の際の表面麻酔薬として頻用されます．ベノキシール®（オキシブプロカイン）が代表的です．その作用は10～15分間持続します．なお，眼の傷が痛むときに医師の指示なく使ってしまったりすると，角膜障害を生じることがあります．

（吉川啓司）

Book information

実践から識る！ 心不全緩和ケアチームの作り方

編集　大石醒悟ほか
発行　南山堂
B5判　104ページ
定価　本体3,000円+税

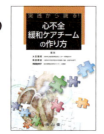

　心不全患者さんに緩和ケアを提供したい！そう考えても実際は，誰に相談すればよいか，院内にがん緩和ケアのチームがある場合，そことどういう関係になるのか．逆に院内に緩和ケア医がいない，などさまざまな課題がある．先駆的に取り組んできた施設の多様な実践例をこの本で学び，自分達で工夫，実践できるチームを考えよう！

information

看護薬理学カンファレンス
・看護学の様々な領域と薬理学との橋渡しを目指す
・看護の視点が薬物治療を変える

2018 in 東京
日時　2018年10月20日（土）10:20～17:00
会場　東京慈恵会医科大学 一号館
定員：100名（先着順）
参加申込期限：10月12日（金）
参加費：3,000円

2018 in 福岡
日時　2018年11月17日（土）9:00～16:20
会場　九州大学医学部百年講堂
定員：100名（先着順）
参加申込期限：11月9日（金）
参加費：3,000円

詳しくはホームページで！
http://npc.ssrd.jp/

「1滴」で眼に効く点眼剤のチカラ

点眼剤の剤形と特徴

点眼剤の定義と特性

眼は，人間が外界からの情報の大部分を得るための大切な器官です．その眼のさまざまな疾患に適用される外用剤として，点眼剤と眼軟膏剤が広く使用されています．

『第十七改正日本薬局方』の「製剤総則」で示された剤形の定義では，「点眼剤（Ophthalmic Liquids and Solutions）」は，「結膜嚢などの眼組織に適用する，液状，又は用時溶解若しくは用時懸濁して用いる固形の無菌製剤である」と定義されています．一方，「眼軟膏剤（Ophthalmic Ointments）」は点眼剤と区別して扱われており，「結膜嚢などの眼組織に適用する半固形の無菌製剤である」と定められています．

処方箋を必要とする医療用医薬品には「点眼剤」や「点眼薬」，あるいは「点眼液」という語句が用いられていますが，処方箋を必要としない一般用医薬品では「OTC目薬」というように「目薬」という表現が多く使われています．

点眼剤，眼軟膏剤のいずれも，患者が繰り返して使用する製剤であり，使用中の汚染リスクを最小限にするほか，正確な点眼を行うことができるよう，点眼液や点眼容器類の工夫と適切な点眼指導が求められる特殊な製剤です．

点眼剤の4つの剤形

点眼剤は，主成分となる薬物の水に対する溶解性と，水溶液中での安定性に応じて，その剤形が異なります（表）．**水性点眼剤**，**用時溶解型点眼剤**，**懸濁性点眼剤**，**油性点眼剤**の4つの剤形のうち，患者さんのアドヒアランス（使用性や，さし心地などによる）や製品の品質保証，製造難易度といった，さまざまな点を考慮すると，水性点眼剤がもっとも好ましい剤形と考えられます．

点眼剤に含まれるもの

一方，点眼剤には，主成分以外に，いろいろな**添加剤**が加えられています．主には等張化剤，緩衝剤，防腐剤，pH調整剤．その他，水への溶解性を高めるための可溶化剤や，水

表　薬物の溶解性および安定性と剤形

		水溶性	
		易溶性	難溶性
安定性	高い（安定）	水性点眼剤（一剤型）	懸濁性点眼剤（一剤型）
	低い（不安定）	用時溶解型点眼剤（二剤型）	油性点眼剤（一剤型）

- 一剤型は，キャップを開けてそのまま点眼できる剤形．ただし，懸濁性点眼剤は点眼前に容器をよく振ること
- 二剤型は，主成分を含む製剤と溶解液の2つで構成される剤形．使用開始時に，主成分を含む製剤を添付の溶解液で溶解し，決められた一定期間内で使用する

溶液の安定性を高めるための安定化剤，さらには，点眼液に粘性をもたせるための粘稠化剤などが必要に応じて含まれています（→p.50）．点眼剤の製剤設計においては，一つの主成分に対して，これらの添加剤の組み合わせを最大限検討することで，点眼剤の有効性，安全性，安定性の最大化が図られています．したがって，主成分の濃度に比べ，添加剤の濃度の合計が圧倒的に高いのが一般的であり，それゆえ添加剤が点眼剤の本質そのものを形成すると考えてよいかもしれません．点眼剤の使用時には，主成分だけではなく，添加剤との関係にも注目する必要があります．

剤形に応じた点眼前の準備

▷ 水性点眼剤

点眼前に容器をよく振る患者を見かけますが，水性点眼剤の場合，添加剤の影響で点眼容器の中で泡立ちが生じ，適切な1滴量が滴下されない可能性が高いため，振る必要はありません．キャップを開けて，そのまま点眼するように指導します．

▷ 懸濁性点眼剤

逆に，懸濁性点眼剤は，使用時によく振る必要があります．振らない，あるいは振りかたが不十分だと，点眼液の上澄み部分のみを滴下することになるか，または，必要な濃度よりも低い薬物濃度の薬液を滴下することになります．そのため，懸濁しやすさを向上させる工夫として，主剤粒子（薬物）と基剤の水をなじませるために懸濁化剤（界面活性剤）を使用することがあります．加えて，HPMC（ヒドロキシプロピルメチルセルロース）やMC（メチルセルロース）などの高分子化合物を添加することで，薬物粒子1つずつが凝集するのを防

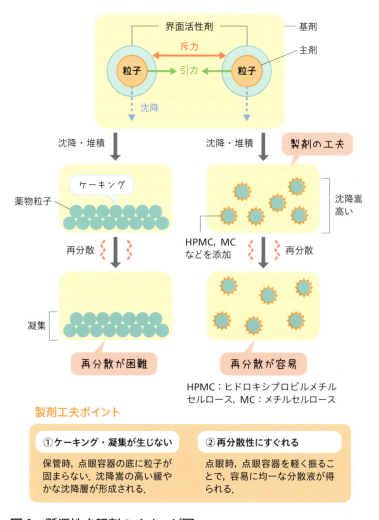

図1 懸濁性点眼剤のイメージ図

ぎ，沈降嵩の高い沈降層を形成する工夫も行われています（**図1**）．これにより，保管時のケーキング（容器の底で懸濁粒子が固まる状態）が生じなくなり，併せて，使用時の再分散性が高まることになります．

用時溶解型点眼剤

用時溶解型の二剤型点眼剤は，いかなる添加剤の工夫をしても水溶液では薬物が不安定で，冷所であっても年単位の保管が不可能であることより二剤型の剤形となっています．したがって，2つの製剤の溶解後は，定められた保管条件ならびに期間内での使用を厳守する必要があり，点眼指導時に注意が必要です．

点眼剤に求められる要件と留意点—点眼剤は総合科学による医薬品—

　点眼剤にはどのような特徴があるでしょうか．ここでは点眼剤に求められる要件を，医薬品として共通する「基本要件」と点眼剤特有の「個別要件」に分け，開発時のねらいも含めて考えてみます．

医薬品として共通する基本要件

　医薬品の基本要件としては，**①有効性**，**②安全性**，**③安定性**の3要件があります．ここで留意すべきことは，有効性を高めるために薬物の濃度を必要以上に上げたり，眼組織移行性を極端に上げるような基剤を用いたりすれば，薬物の毒性が現れてくるほか，基剤に含まれる成分が眼のバリア機能（涙液と角膜が大部分を担っています）を悪化させるなどして，今度は安全性が問題になってくる場合があり得ることです．この“有効性”と“安全性”のバランスをいかにとるかが臨床試験での大きな命題で，製剤設計を行ううえでも十分に留意されている点となります．

　一方，安定性についても考慮が必要です．点眼剤の場合，大半が水溶液製剤ですので，主成分を安定的に水に可溶化し，かつ，長期にわたって製剤の安定性を確保する必要があります．ここで，溶解性と安定性を高めるために過剰な添加剤を配合すると，安全性の低下や配合変化（他剤との混合時に白濁や白色沈殿などが生じること）などが問題になることは十分に想定できます．つまり，創薬・開発の段階で主成分を決定する際には，ただ単に薬理活性が最高の化合物という観点だけではなく，溶解性，安定性の高い薬物が選択されています．

　また，ひと口に“安定性”といっても，工場での製造から医療機関まで，医療機関から患者の使用前まで，患者の使用期間中と，それぞれの段階でその条件は同じではありません．なお，点眼容器ラベルに記載されている使用期限は，工場での製造から医療機関を通して患者の使用前までの期間となっていて，患者の使用中の安定性を保証するものではないことに注意が必要です．

点眼剤特有の個別要件

　点眼剤は眼という非常に敏感な器官に投与されるため，まず，**④さし心地**という点眼剤特有の特別な要件が求められます．毎日，毎回，確実に点眼してもらうために，点眼時に痛みやしみるような刺激を感じないようにすることが必要です．

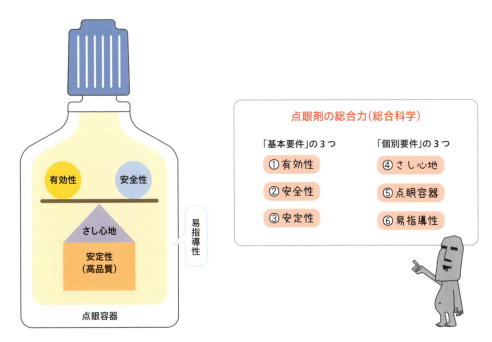

図2　点眼剤に求められる6つの要件

次の個別要件として，⑤**点眼容器**があります．高齢の患者にも持ちやすく，かつ弱い力でも点眼できる使用性の高い点眼容器であることは，患者のアドヒアランス（能動的点眼遵守）を高めるためにも重要です．

最後に，患者は点眼指導などの服薬指導を，薬剤師をはじめ，医師，看護師などの医療従事者から定期的に受けてこそ，毎回の正しい点眼が達成可能と考えられます．したがって，点眼剤は"医療従事者が指導をしやすい，そして患者やその家族が指導を受けやすい，理解しやすい，使いやすい"ことが重要です（⑥**易指導性**と表現します）．

点眼剤の総合科学

結論として，点眼剤には，ここまでの6つの要件すべてを満足させることのできる点眼液と点眼容器からなる総合科学が求められています（**図2**）．この点眼剤に求められる総合科学が医療従事者と患者の間の信頼感を強固にし，結果として，患者の治療に対する高いアドヒアランス形成に大きく寄与すると考えられます．

河嶋洋一

「1滴」で眼に効く点眼剤のチカラ

2 点眼剤「1滴」の流れと主な作用部位

点眼後の点眼剤のゆくえ

　点眼後の点眼剤はどこへいくのでしょうか．点眼剤（薬液）を角膜・結膜上に滴下できれば，以下のプロセスで薬液が眼球内に移行します（**図1**）．

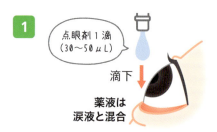

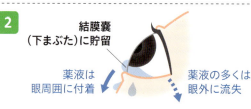

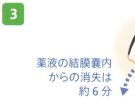 

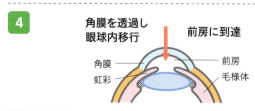

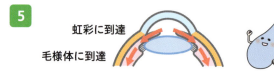

図1　点眼剤（薬液）1滴のゆくえ

点眼剤の滴下

滴下した薬液のうち，角膜・結膜上に残った薬液は，涙液との混合液となり結膜囊（下まぶた）に貯留します．下まぶたの中の最大容量は約30μLあり，すでに涙液が7〜8μL貯まっています．つまり，下まぶたには最大22〜23μLを許容できる容量が残っていることになります．

医療用点眼剤の薬液1滴は30〜50μLであり，下まぶたの最大容量から考えるとすべての薬液を下まぶたの中に収めることはできません．そのため，一般的な正しい点眼方法の通り，あふれた薬液をティッシュペーパーなどで拭き取る必要があります．

薬液の眼球内への移行

涙点や眼瞼縁（まぶたのふち）から流失する薬液量を除くと，実際に眼球内に移行する薬液は滴下量の約1/10程度という報告があります[1]．涙液が入れ替わる速さ（交換率）は毎分8〜15％くらい，つまり，下まぶた内に滴下した薬液は点眼直後から最速6分くらいで消失することになります．これが複数の点眼剤を使用する際に5分の間隔をあける根拠の一つとなっています．

薬液の眼球内への移行には，**角膜を透過する経路**と，**結膜から強膜を透過する経路**がありますが，このうち角膜を透過して眼球内（前房）に移行する経路が主となります．薬液の物理特性である，脂溶性，水溶性，タンパク結合性，pHなどは，眼球内への移行速度や眼外への消失速度に影響します．

薬液の眼外への消失

瞬目（まばたき）は，下まぶたの中の薬液を含め，涙液との混合液の眼外排泄率を上昇させます．薬液と涙液の混合液の85％は，目頭のあたりにある涙点から涙小管を経て総涙点へ，涙囊から鼻涙管を経て瞬時に結膜囊内から下鼻道に消失します（→p.10）．鼻涙管を経た薬液は，鼻咽頭粘膜から吸収され，全身へ移行することになります．正しい点眼方法として，まばたきをしないよう，患者に閉眼を指導する必要があるのは，このためです．つまり，前房内に移行できなかった薬液は，結膜や鼻粘膜から血液中に吸収され，全身作用を示す原因となります．

点眼剤のゆくえにまつわる注意点

例えば，緑内障治療に用いられるβ遮断薬のチモプトール®点眼液の添付文書（適用上の注意）には，「点眼に際しては原則として患者は仰臥位をとり，患眼を開瞼させ結膜のう内に点眼し，1〜5分間閉瞼して涙のう部を圧迫させた後開瞼する」と記載されています．特にβ遮断薬の場合は，全身作用を防ぐために，「涙囊部を圧迫する」の指示を患者に伝える

ことが大切です(→p.33).

また，点眼剤が眼の中に入らなかった場合でも，患者は点眼後に薬液を拭き取る必要があります．

薬物の作用部位

一般的に，点眼剤は親水性化合物の水溶液です．その薬液に含まれる薬物はどうやって眼に作用するのでしょうか．薬液がうまく眼の中に入れば，次に示すプロセスで薬液が組織・器官に作用します．

▲ 角膜の透過

薬液に含まれる化合物(以下，薬物)は，大部分が，角膜から前房へ，虹彩から毛様体を経て水晶体へ移行する経路で運ばれ，一部は，結膜から強膜，網膜・脈絡膜から眼周囲組織へ移行します．したがって，「作用部位への薬物の透過性の良し悪し」は，角膜への透過性に左右されます(**図2**)．

薬物の脂溶性が高いほど，疎水性である**角膜上皮**を透過しやすくなりますが，水を主成分とする親水性の**角膜実質**への透過性は低下します．反対に，薬物の水溶性が高いほど，疎水性である角膜上皮を透過しにくくなりますが，親水性の角膜実質への透過性は上昇します．角膜実質は角膜のなかでもっとも厚い組織であり，点眼剤は，水溶性の方が薬物の吸収において都合がよいことになります．

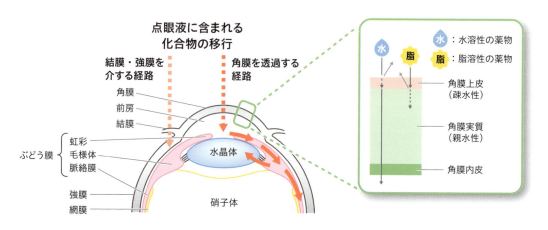

図2 点眼剤に含まれる薬物の移行経路

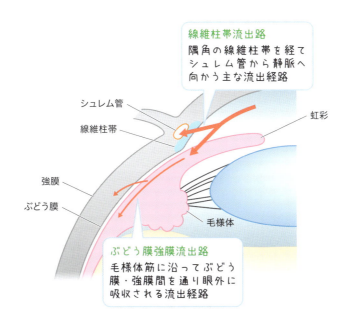

図3　房水中の薬物の流出経路

　また，分子量100以下の薬物は角膜上皮の透過性が高く，分子量500以上の薬物は角膜上皮の透過性が低くなります．

虹彩への到達

　角膜上皮を透過して，虹彩と角膜の最内層にある内皮細胞とのあいだの**前房**に取り込まれた薬物は，そこに貯留している房水中を拡散し，**水晶体**や**虹彩**に到達します．薬物が虹彩にさえ到達すれば，虹彩実質への浸透は容易であることから，すぐに作用を発揮します．

　薬物が移行した際の組織内における最高濃度は，角膜内で点眼液中の濃度の1/100，前房中（房水中）は約1/10,000という報告があります[2]．虹彩組織内と房水中の薬物濃度は同一濃度とみなされることが多いようです．

その他の部位への到達

　後眼部の眼内深部組織である**硝子体**や，眼内膜である**網膜**への点眼剤による薬物移行は，容易ではありません．

　なお，房水の流出経路の一つである経ぶどう膜強膜流出経路は，前房中に含まれる薬物を**毛様体**へ送達します．薬物の流出が**シュレム管**からの房水流出経路の場合は，薬物は線維柱帯を通りシュレム管から流出することになります（**図3**）．

池田博昭

「1滴」で眼に効く点眼剤のチカラ

3 低濃度・低用量で効果を示す理由

点眼剤の作用部位への到達

　点眼剤と経口剤には，薬物の生体内動態に相違点があります（**図1**）．経口剤の場合，薬物は主に小腸上部で吸収され，血中に移行し，全身に分布したうえで作用部位に到達し，薬効発現となります．その後は代謝や排泄を受けて，体外に消失していきます．一方，点眼剤の場合，薬物は涙液で薄められながら主に角膜を透過し，作用部位に近接する房水に移行します．また，外眼部である涙液や，角膜・結膜疾患の治療では，薬物が作用部位に直接到達するため，点眼剤は1滴量であったとしても，十分に効果を発揮します．

　薬物を経口投与しても，血中から眼の各部位に到達できれば薬効を発現する可能性はあります．しかし，眼動脈からの眼球内移行の際には，柵あるいは関門とよばれる大きなバリアとして「血液・房水柵」および「血液・網膜柵」の2つがあり，物質の選択的通過によって眼球内への薬物の移行はかなり制限されています（**図2**）．

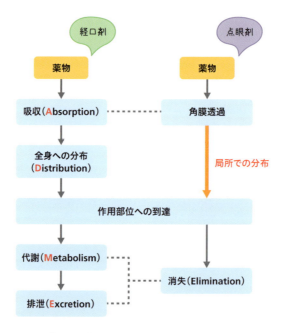

図1　薬物の生体内動態（PK/ADME）
PK：Pharmacokinetics（薬物動態学）

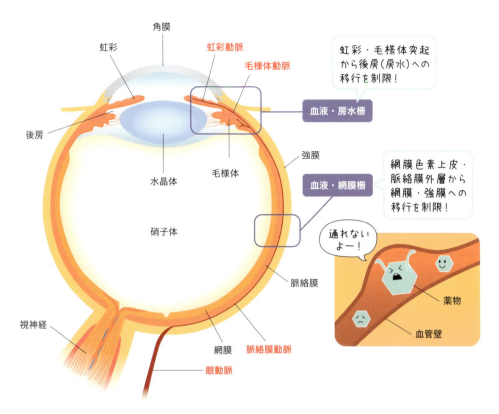

図2 血中からの眼球内移行におけるバリア機能

作用部位における濃度

　点眼剤の1滴（約30μL）が角膜・結膜上に滴下され，涙液，角膜，房水から水晶体へと眼球内に移行する際，それぞれの眼組織を移行するたびに薬物濃度は1/10以下に低下していくという「**10分の1ルール**」が経験的に知られています（**図3**）．例えば，角膜を透過する際には点眼剤（薬液）の濃度の1/100〜1/1,000となるほか，ヒトでは約300μLの房水で満たされている前房に至ると薬物濃度はさらに1/10に希釈され，結果として房水内の薬物濃度は最初の点眼剤中の濃度の1/1,000〜1/10,000となります．汎用されているプロスタグランジン系緑内障点眼剤の場合，もともと薬液中の主成分の薬物濃度も0.01％以下という低い値ですので，眼圧下降作用を発揮する房水中では，濃度は非常に低くなっていると計算されます．

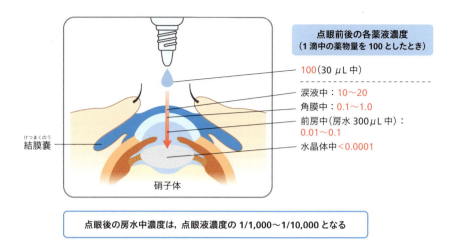

図3　眼球内移行の10分の1ルール（経験則）

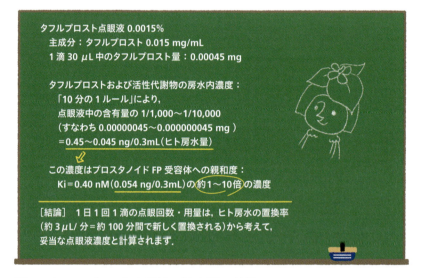

図4　タフルプロスト点眼液1滴点眼の効果

　このような低濃度・低用量が可能となっているのは，点眼による局所投与では，目標とする作用部位に直接到達させるのに近い条件で薬物を投与できるからです．一例として，タフルプロスト点眼液（タプロス®点眼液0.0015％）1滴30μLを滴下後の房水内タフルプロストおよび代謝物の濃度を計算してみましょう（**図4**）．すると，低濃度（0.0015％），低用量（1日1回1滴30μL）で必要量が作用部位に到達することが計算されます．実際に十分な効果があることは，臨床データ（ヒトでの眼圧下降）が証明しています．

河嶋洋一

▶「1滴」で眼に効く点眼剤のチカラ

全身に与える影響と副作用
―「1滴」を侮らない―

　継続的に点眼指導をしていると，必然的に，患者に提供する新しい情報や，患者から受け取る情報量が少なくなってきます．とはいえ，副作用の多い点眼剤の場合は毎回の指導が必要です．点眼指導の際に医療者が治療効果ばかりを気にかけていると，早期に発見しなければならない副作用に気付かないことがあるため注意が必要です．ここでは緑内障の点眼剤であるβ遮断薬を例にあげて解説します．

継続的に注意が必要なβ遮断薬

点眼のタイミングと正しい点眼方法の指導

　β遮断薬点眼剤の作用は，毛様体でのcAMP抑制による房水産生量の減少と考えられています．チモロール点眼液では，点眼により眼圧を約20%下げることができます．就寝時・夜間はもともと房水産生が少ないことから，β遮断薬による抑制効果が得られにくく，夜の点眼は眼圧下降率が低いと報告されています[1-3]．そのため，理論的には点眼は朝に行うのが適切ということになります．しかし，朝の点眼指示にこだわる必要はなく，朝の点眼が難しければ，患者と点眼できる時間帯を相談し，点眼間隔を考慮したうえで都合のよい時間帯で点眼を行っても問題ありません．

　一般に，β遮断薬を点眼した目の眼圧は下降しますが，1滴も点眼していない反対の目の眼圧も約10%下降することがあります．この原因は明らかにされていませんが，眼外に消失した薬液のうち鼻咽頭粘膜や消化管から吸収されたβ遮断薬による全身作用の影響が一因と考えられます．したがって，「点眼後は薬液が鼻や口に流れないように目を閉じ，目頭を軽く押さえる」という点眼指導が重要になります．

注意すべき副作用

　ミケラン®点眼液を例にとると，β遮断薬点眼剤の**重要な基本的注意**として，「**全身的に吸収され，β遮断剤全身投与時と同様の副作用があらわれる**ことがあるので，留意すること」と添付文書に記載されています（**表**）．この作用は，点眼後すぐに表れることもあります

表　カルテオロールの点眼剤および経口剤の禁忌・慎重投与・重要な基本的注意

	ミケラン®点眼液2%	ミケラン®錠5mg
有効成分	カルテオロール塩酸塩	
禁忌	• コントロール不十分な心不全，**洞性徐脈，房室ブロック（Ⅱ・Ⅲ度），心原性ショック**のある患者 • **気管支喘息，気管支痙攣**又はそれらの既往歴のある患者，重篤な慢性閉塞性肺疾患のある患者 • 本剤の成分に対し過敏症の既往歴のある患者	• 本剤の成分に対し過敏症の既往歴のある患者 • **気管支喘息，気管支痙攣**のおそれのある患者 • **糖尿病性ケトアシドーシス，代謝性アシドーシス**のある患者 • 高度の徐脈（著しい**洞性徐脈**），**房室ブロック（Ⅱ，Ⅲ度）**，洞不全症候群，洞房ブロックのある患者 • **心原性ショック**の患者 • **肺高血圧による右心不全**のある患者 • **うっ血性心不全**のある患者 • 低血圧症の患者 • 未治療の褐色細胞腫の患者 • 妊婦又は妊娠している可能性のある婦人
慎重投与	• **肺高血圧による右心不全**の患者 • **うっ血性心不全**の患者 • **コントロール不十分な糖尿病**の患者 • **糖尿病性ケトアシドーシス及び代謝性アシドーシス**のある患者	• うっ血性心不全のおそれのある患者 • 特発性低血糖症，**コントロール不十分な糖尿病**，長期間絶食状態の患者 • 徐脈，房室ブロック（Ⅰ度）のある患者 • 重篤な肝・腎機能障害のある患者 • 末梢循環障害のある患者 • 甲状腺中毒症の患者 • 異型狭心症の患者 • 高齢者 • 小児
重要な基本的注意	全身的に吸収され，β遮断剤全身投与時と同様の副作用があらわれることがあるので，留意すること	投与が長期にわたる場合は，心機能検査（脈拍，血圧，心電図，X線等）を定期的に行うこと．特に徐脈になったとき及び低血圧を起こした場合には減量又は中止すること（後略）

添付文書より一部抜粋．本表は点眼剤と経口剤で共通する疾患を青色の太字で強調して作成した．

が，多くは長期に点眼した際に表れるようです．β遮断薬点眼剤は**たとえ1滴であろうと全身性に薬理作用（受容体遮断作用）を示す**ことに注意します．

　β遮断薬点眼剤の全身的な副作用の一つに徐脈などの不整脈があります．しかし，患者に「徐脈」を説明していても，患者が「徐脈」として自覚することはまずありません．**徐脈の症状は，「疲れやすくなった」「歩くのが大変になった」「階段を上れなくなった」「気力がなくなった」などと表現されることが多い**ようです．問診で徐脈を疑った場合は，すみやかに血圧と脈拍数を測定し，**徐脈を確認できれば「点眼の中止」を助言して眼科への受診勧奨**を行います．

禁忌, 慎重投与

　ミケラン®点眼液の添付文書の禁忌には,「コントロール不十分な心不全, 洞性徐脈, 房室ブロック(Ⅱ・Ⅲ度), 心原性ショックのある患者」「気管支喘息, 気管支痙攣又はそれらの既往歴のある患者, 重篤な慢性閉塞性肺疾患のある患者」が記載されています(表). さらに, これらの疾患に加えて慎重投与として,「コントロール不十分な糖尿病の患者〔低血糖症状を起こしやすく, かつ症状をマスクしやすいので血糖値に注意すること〕」と記載されています. 糖尿病患者ではβ刺激作用がマスクされ, わかりづらいこともあるため注意します. また, 全身の副作用として特に注意が必要なのは, β遮断作用が気道狭窄を誘発するため, 気管支喘息の罹患の有無を確認することです. 医師のみならず他の医療者からも確認を行う必要があります.

　　　　　　　　　　　　　　　　　　　池田博昭

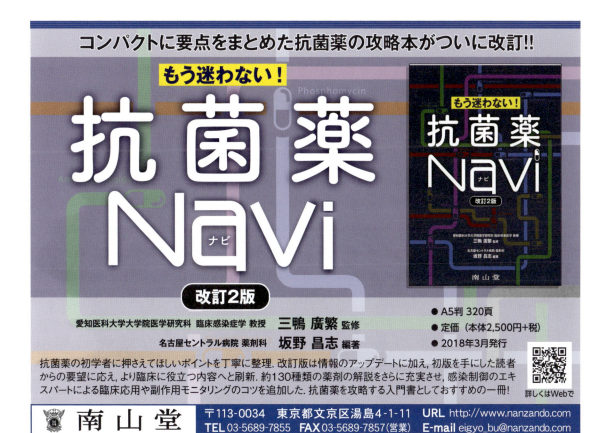

「1滴」のチカラを踏まえた点眼指導・管理の重要性

1 「1滴」のチカラを患者に伝える

点眼剤を使用する際，1回1滴で十分です．しかし，1滴の効果を実感できず，不安に感じている患者がいるのも事実です．

点眼の継続治療の障壁を知る

眼科疾患における急性疾患や季節性疾患では自覚症状があることが多いため，患者自身が疾患を治したいという思いが強く，また，治療期間が短いためアドヒアランスが良好です．一方，生涯にわたり治療を行う慢性疾患，特に緑内障では自覚症状や効果の実感の少なさや，点眼手技のわずらわしさが継続治療を阻害する要因となります．

慢性疾患の緑内障は，健康診断などで早期に発見できますが，早期に治療を開始しても海外の報告では生涯にわたる点眼薬物療法にはいくつかの障壁がありました（図）[1]．この報告では被験者の29％には障壁がなく，10％は障壁が1つ，61％は複数の障壁があるようです．アドヒアランスに影響する因子は自己効力感の低下，点眼の失念があり，これらを改善するための医療者の介入としては，生涯点眼をする意義と点眼を継続する意義の説明の継続が不可欠です．なお，緑内障では点眼剤を用いた眼圧降下による視野欠損の進行阻止ができない場合，手術療法が選択肢になります．

点眼アドヒアランスの低い患者にはその障壁を確認しながら，薬物療法が不完全のまま手術療法に至らないように適切な点眼指導を継続的に行うべきでしょう．

・緑内障による視力喪失への疑い ・医者の誤認 ・点眼の失念	・点眼剤が視力喪失を緩和するという説明への不信 ・点眼滴下の難しさ ・点眼スケジュールの難しさ	・進行を止められない点眼薬物療法の効果不足 ・点眼剤コスト ・生活ストレス	・緑内障に関する知識不足 ・薬の副作用

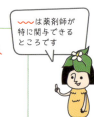

〜〜〜は薬剤師が特に関与できるところです

図　緑内障患者の点眼アドヒアランスの障壁
（n=190，米国成人）　　　　　　　　　　　　　　　　　　　　　　（文献1より引用）

池田博昭

「1滴」のチカラを踏まえた点眼指導・管理の重要性

2 正しいさし方・誤ったさし方

正しい点眼とは？

　正しい点眼とは，ただ単に患者が上手に点眼を行うということではなく，疾患の理解，点眼剤治療の理解，正しい毎日の点眼の実行という3つが揃うことを言います．さらに正しい毎日の点眼の実行には，**①識別性（複数の点眼剤を間違えずに点眼），②正確性（目の上に正確に1滴を点眼），③継続性（毎日，負担なく点眼）**が必要です．

　点眼方法の指導は，患者自身が点眼（自己点眼）を行う場合と小児や高齢者などに対して介助者が点眼を行う場合に大別され，それぞれの状況に合わせた指導が必要です．

点眼は1滴を正確に！

　よく患者から「何滴点眼すればよいか」という質問を受けます．「点眼剤で洗眼するようにしないと効かない」「点眼剤が溢れ出してこないと十分な量が点眼されていない」と誤って考えている患者もいます．点眼液の1滴量は，おおよそ30〜50μLです．結膜嚢の最大容量は約30μLで，通常約7μLの涙液が貯留しています（結膜嚢の残り容量は約23μL）．したがって，**点眼するときは1滴で十分です**．余分な薬液は目頭の内側上下にある涙点を通って涙嚢部から鼻涙管に流れ出すか，眼外に溢れ出して眼の周りを濡らすことになります．眼表面環境と点眼1滴量の関係を**図1**に示します．

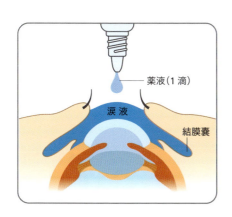

図1　結膜嚢最大容量と点眼液量

小児や高齢者の場合，点眼に慣れていない，手指や首がうまく動かないなどが問題ですが，**表**に示すように，日本人の瞼裂径および上眼瞼挙筋機能において，成人では十分開瞼して点眼が可能であるのに対し，高齢者では開瞼が困難なため，点眼に苦労することも起こりえます．さらに，乳幼児や小児の場合も同様に，点眼時の工夫が必要とされています．

点眼方法の基本

　自己点眼の注意点は，①点眼準備，②点眼法，③点眼後の処置です（**図2**）．ここではまず，基本的な自己点眼方法を解説します．

表　日本人の眼瞼形態と上眼瞼挙筋機能

項目＼年齢	幼児（2〜3歳）	成人	高齢者
眼裂高径	7 mm	8 mm	6 mm
眼裂横径	21 mm	26 mm	25 mm
上眼瞼挙筋機能※	10 mm	15 mm	12 mm

※上眼瞼挙筋機能：下方視から上方視したときの上眼瞼の移動量（mm）で，眼裂径（高さと横幅）とともに，眼をどれぐらい大きく開けられるかの指標となります．

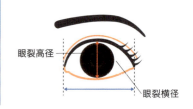

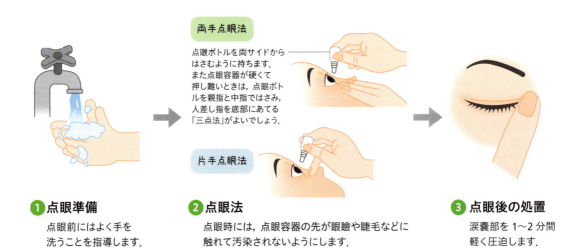

❶ **点眼準備**
点眼前にはよく手を洗うことを指導します．

❷ **点眼法**
点眼時には，点眼容器の先が眼瞼や睫毛などに触れて汚染されないようにします．

❸ **点眼後の処置**
涙嚢部を1〜2分間軽く圧迫します．

図2　点眼の方法（自己点眼）と指導

点眼準備

まず，点眼を行う前には手を洗い，手指を清潔にします．点眼剤の汚染経路を調査した結果，手指を介した汚染が多いことがわかりました(**図3**)．特に，小さな形状のキャップの場合，キャップの開閉時に点眼容器の中栓(ノズル)先端部に指先が触れるリスクが大きく，注意が必要です．

次に，点眼しようとする点眼剤が間違いないことを点眼容器ラベルにより確認します．患者にとってカタカナの医薬品名は覚えにくいため，キャップの色で識別しているケースが多々あります．服薬指導時には患者の理解度に応じて識別シールなどの資材を利用します．表面に凹凸があり，触った感触でも判断ができるような，工夫がある点眼剤識別シールがあります(**図4**)．

複数の点眼剤を使用している場合には，点眼時のチェックリストを作成して各点眼剤の用法・用量をわかりやすく確認できる工夫もよいでしょう．さらに，点眼剤に類似した剤形(例：水虫薬)を併用している際には，誤用を避けるためにも点眼前の確認を徹底することが重要です．

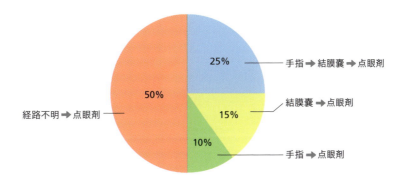

図3　点眼剤の汚染経路　　　　　　　　　　　　　　　　　　(文献1より一部改変)

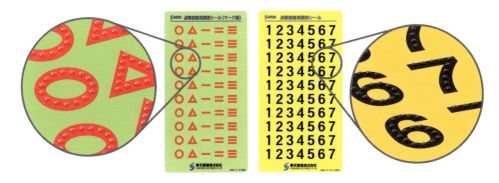

図4　点眼剤識別シール　　　　　　　　　　　　　　　　　　(参天製薬)

点眼方法

点眼時の開瞼の方法には，主に下眼瞼垂法と両瞼開眼法とがありますが，基本的には，下眼瞼を下に引き，下眼瞼結膜から円蓋部をねらって点眼します(→p.9)．

点眼に際しては，点眼容器が汚染されないように，点眼容器の先を手で触らない，点眼容器の先が睫毛や眼瞼に触れないように注意が必要です．また，確実に眼の中に点眼しようと，点眼容器の先を結膜に触れて点眼する患者がいます．これは点眼時に結膜嚢内の涙液と点眼された液の混合液を吸引してしまい(図5)，点眼容器内の汚染の原因となることがあります．こういう場合，げんこつ法という点眼法(図6)を選択するとよいでしょう．

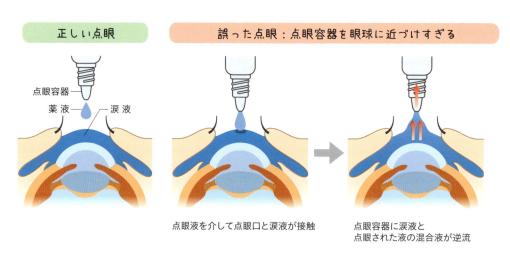

図5 誤った点眼時の点眼剤への涙液と点眼された液の混合液の逆流

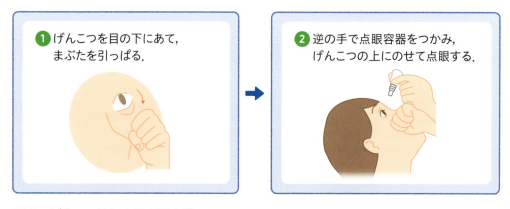

図6 げんこつ法による点眼方法

点眼後の処置

　点眼後は閉瞼し，上下2つの涙点から点眼液が流出するのを防止するために，涙嚢部を1～2分間圧迫します．涙嚢部の圧迫により，結膜嚢内に点眼液が滞留する時間が長くなり，点眼剤の効果が安定します．また，アトロピンやβ遮断薬などのように，全身への影響が懸念されている点眼剤では，涙嚢部の圧迫により，涙道への流出を防止することで，全身への影響を最小限にすることができます．さらに，点眼後，「点眼液がすばやく眼表面全体に行きわたる」との誤った理解から，パチパチとまばたきをする患者が見受けられますが，まばたきにより点眼した点眼液が涙道部に流出してしまい（1回のまばたきで約2μLが流出），逆効果であることを指導します．手術後で涙嚢部の圧迫が難しい場合は，閉眼だけでも涙点が少し閉じるため有効です．

　眼の周りに溢れ出た点眼液は，清潔な脱脂綿やガーゼで拭き取ります．点眼後の適切な処置により，点眼剤が確実に効果を発揮するようになり，一方，眼瞼皮膚炎や睫毛異常などの点眼剤による有害事象を防止することが可能となります．

「上手にさせない」患者への対応

手指の動きが十分ではない患者

　生涯にわたりQOL（生活の質）を維持するうえで，自己点眼を実現することは，意義深いものがあると言えます．そのため，力の弱い患者でも1滴を確実に点眼可能な「点眼容器」や，「点眼補助具」（**図7**）などの点眼専用器具や自家製器具の活用，改良が求められています．患者にとって使いやすい補助具を選択し，また，それぞれの補助具に合った点眼方法を指導します．

高齢者への点眼指導

　高齢者の点眼指導では，理解力，記憶力，視力の低下に配慮する必要がありますが，特に眼疾患患者の場合は，視力低下による点眼不良がないかを確認する必要があります．

小児への点眼方法

　自分で点眼することができない小児では，次の注意点に留意して点眼介助を行うように指導します．

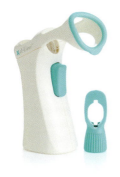 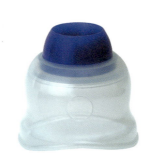 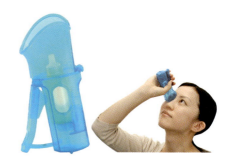

a Xal-Ease（Pfizer for PROFESSIONALS）　　b らくらく点眼Ⅲ（川本産業）　　c らくらく点眼（川本産業）
※点眼瓶は別売りです．

図7　点眼補助具

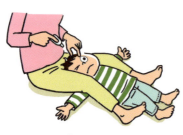 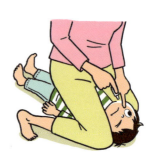

プロレス型　　　　　　　　　馬乗り型

図8　点眼介助の方法（小児）

❶ 点眼の恐怖心を取り除き確実に点眼できるようにするために，膝枕で仰臥位にさせて点眼します．嫌がって泣いているときに無理矢理点眼すると，過剰な涙により点眼剤の効果が低下します．また，冷蔵庫に保管していた点眼剤をすぐに点眼すると，冷たいことでびっくりして泣き出すことがあるので，手で少し温めてから点眼するとよいでしょう．

❷ 点眼時に動かないように身体を固定する必要がある場合には，子どもを仰臥位にして，点眼介助者の両膝で子供の両肩を固定して点眼します（**図8**）．点眼時の両肩固定は，急に暴れ出して点眼容器や介助者の手指で眼球を傷つけることを予防する目的であり，その重要性を介助者に十分認識させるよう指導します．

❸ 点眼は，親子のコミュニケーションツールとしても重要なことがあります．心因性弱視に対して，「だっこ点眼法」という方法もあります．この点眼方法は，乳幼児に対する介助者（主に両親）の点眼のときも有効と言えます．

河嶋洋一

「1滴」のチカラを踏まえた点眼指導・管理の重要性

3 眼軟膏剤の使用方法は？

　眼球結膜に薬剤を塗布することを「点入」といいます．眼軟膏剤の点入法は，点眼剤に比べて患者の理解が乏しいケースが多く，より丁寧な指導が必要です．まず，点入を行う前には点眼剤と同様に手を洗います．

眼軟膏剤の点入方法（図）

❶ 鏡を見ながら下眼瞼を軽く引き，チューブの先が下眼瞼や睫毛，眼球に触れないように注意しながら，チューブを少し押して下眼瞼の内側に約1cmの長さの軟膏をつけます．直接チューブでの点入が難しい患者の場合は，清潔な綿棒にチューブから軟膏を約1cm取り，下眼瞼の内側につけます．綿棒を眼に近づけるのが怖いという患者には，自分の清潔な指の上に軟膏を約1cm取り，下眼瞼の内側につけることも可能です．
❷ 眼を閉じ，眼軟膏剤が結膜・角膜全体に広がるのを待ちます．
❸ 使用後はチューブの先に残った軟膏を清潔な脱脂綿やガーゼで拭き取り，キャップを閉めて，次の点入まで適切な場所で保管します．

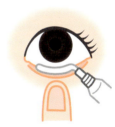

図　眼軟膏剤の点入方法

1回量は1cmでよいの？

　では，眼軟膏剤の点入量はなぜ約1cmなのでしょうか．過去のいくつかの臨床試験では，各種の眼軟膏剤を1cm塗布するとの記載がありますが，根拠は明白ではありませんでした．そこで，今回，実際にオフロキサシン眼軟膏剤（タリビッド®0.3%眼軟膏）を用いて，1本当たりに含まれる薬剤量がどれぐらいの長さ（cm）に相当するのかを，紙の上に弱く押し出した場合，普通に押し出した場合，強く押し出した場合の3通りで試してみました．その結果，それぞれ88cm，76cm，67cmとなり，平均は77cmでした．タリビッド®眼軟膏は1本3.5g入りなので，1cm当たり45μgとなります．これは点眼剤1滴量40〜50μg（比重が1として μL）に相当します．すなわち，眼軟膏剤1cm量が点眼剤1滴量とほぼ等しいということになるわけです．

河嶋洋一

「1滴」のチカラを踏まえた点眼指導・管理の重要性

4 複数の点眼剤処方への対応

　2剤以上の点眼剤が処方された場合，患者から点眼する順序の質問を受けることがあります．配合剤1剤に切り替える場合は点眼順序の問題はありませんが，複数を点眼する場合，点眼間隔を5分以上あける（→p.27）ことになり，その待ち時間からアドヒアランス低下を招くので注意が必要です．

点眼順序の考え方

　2剤以上を点眼する場合の一般的な順序の決め方を以下に示します．

❶水性点眼液と❷油性点眼液（含む油性眼軟膏剤）

　❶水性点眼液，次に❷油性点眼液（含む油性眼軟膏剤）の順となります．点眼間隔は5分以上であることを伝えます．❷油性点眼液（含む油性眼軟膏剤）を点眼（点入）した場合，角膜に油膜ができるため見えにくくなります．転倒などを防ぐため，点眼（点入）後は安静にするように伝える必要があります．

❶水性点眼液と❷水性懸濁点眼液

　❶水性点眼液，次に❷水性懸濁点眼液の順となります．点眼間隔は5分以上であることを伝えます．

❶水性点眼液と❷水性点眼液（ゲル化製剤）

　❶水性点眼液，次に❷水性点眼液（ゲル化製剤）の順となります．点眼間隔は5分以上であることを伝えます．❶水性点眼液と❷水性点眼液（ゲル化製剤）を時間差なく点眼した場合，❶水性点眼液の眼内の薬物動態に影響する可能性があります．

点眼剤ごとにタイミングをずらす

　また，同時点眼で5分間待つのが難しい場合は，点眼剤ごとに例えば朝と寝る前のようにタイミングをずらすこともよいでしょう（図）．

「1滴」のチカラを踏まえた点眼指導・管理の重要性

> ⓐ テレビの視聴開始時にA点眼剤，終了時にB点眼剤をさす．その際，スマートフォンのアラーム機能を利用する．
> ⓑ 出勤前に自宅でA点眼剤，出勤後職場でB点眼剤をさす．

図　A点眼剤，B点眼剤を1日1回両眼点眼の場合の例

複数点眼では同じ回数の点眼をしても，同時に空にならない

　点眼剤の銘柄1本当たり滴下できる滴数が異なります．つまり，同じ用法の複数の点眼剤を同時に点眼開始した場合，どちらかが先に空になります．これは点眼忘れではないことをあらかじめ患者に伝えておくべき情報です．早く空になった点眼剤はさし過ぎた，残った点眼薬はさし忘れたと勘違いして，患者が混乱してしまうことがあります．また，同一成分の点眼剤へ切り替える際，点眼剤ごとに点眼できる回数が異なることを併せて患者へ情報提供するべきでしょう．慢性疾患の点眼薬物療法の場合は残薬を最小限にするため，点眼剤の処方本数量は総滴下数量を用いて調整できることをあらかじめ医師へ情報提供することも必要です．

複数点眼剤のDo処方に注意

　中等度のアレルギー性結膜炎の点眼治療には，抗アレルギー点眼剤と低力価のステロイド点眼剤の併用処方を用いる場合があります．眼の瘙痒感が強い急性期の場合，抗アレルギー点眼剤の用法は「1回1滴を1日4回点眼」，ステロイド点眼剤の用法は「1回1滴を1日2～4回点眼」が一般的です．眼の瘙痒感が消失し症状が改善すれば，ステロイド点眼剤を中止します．通年性のアレルギー性結膜炎の点眼治療は，患者の利便性に配慮し複数の本数かつ，用法に関係なく同じ本数で点眼剤が処方されやすいです．この場合，1日の点眼回数の少ないステロイド点眼剤は余りやすいにもかかわらず，電子カルテを用いた再診の際にDo処方となり残薬が発生しやすいのが現状です．対策として，患者に残薬の有無を確認するようにします．

　また，眼の瘙痒感が強い急性期のアレルギー性結膜炎の患者には，爪を短く切る生活指導も併せて必要です．爪が長い場合，睡眠中に無意識に眼周囲を掻きむしり角膜を傷つけるおそれがあります．

池田博昭

「1滴」のチカラを踏まえた点眼指導・管理の重要性

保管時のトラブルと対応

　医療用点眼剤は，安定性試験に基づいて保管方法が決められています．安定性試験は，①長期保存試験，②加速試験，③苛酷試験からなります．長期保存試験は指定された温度・湿度条件での使用期限，苛酷試験は保管方法の根拠となります．ここでは特に，保管上の重要な注意点の，光と温度について解説します．

光に注意する

　点眼剤を安定に保つためには，基本的には遮光下での保管が重要です．特に，遮光保存が義務づけられている点眼剤は，添付の遮光袋に入れて保管します（→p.56，図 b c）．欧米では白色不透明の遮光容器（主には，容器材料のプラスチックに3％程度の酸化チタンが練り込まれている）が使用されているため，遮光袋は不要です．しかし，日本薬局方の点眼剤の不溶性異物検査法によって，肉眼でたやすく検出される不溶性異物を認めないと規定されているため，不透明な点眼容器を使用することはできません．また，患者は自分の眼に点眼する点眼剤の中味がまったく見えない白色不透明の容器の場合，滴下される薬液に対する不安感があるため，中味が見える容器の方がよいようです．

　一方，遮光保存が必要のない点眼剤の場合でも，室内光は大丈夫ですが，太陽光が直接当たるような窓際や車のダッシュボードの上などでの保管は絶対に避けます．なお，これらの場合は，光のみならず，温度の影響も高く，場合によっては容器の変形が起こることもあります．

保管温度の注意

　保管は室温保存の点眼剤がほとんどですが，温度により不安定になる点眼剤には，「10℃以下保存」「冷所保存」などの条件が添付文書に記載されています（**表1**）．用時溶解型（二剤型）の点眼剤の場合は，溶解前の保管条件とともに，溶解後の保管条件（溶解後，冷所3週間など）も規定されています（**表2**）．このように，冷所で保管する必要のある点眼剤は冷蔵庫に保管しますが，決して凍結させることがないような注意が必要です．凍結・解凍により，

表1　点眼剤の保管—冷所保存の点眼剤—

一般名	商品名	薬効分類
ラタノプロスト	キサラタン®点眼液	緑内障治療薬
ラタノプロスト・チモロールマレイン酸塩	ザラカム®配合点眼液	緑内障治療薬
ジクロフェナクナトリウム	ジクロード®点眼液	非ステロイド性抗炎症薬
チモロールマレイン酸塩	リズモン®TG点眼液	緑内障治療薬
ベタメタゾンリン酸エステルナトリウム・フラジオマイシン硫酸塩	点眼・点鼻用リンデロン®A液	副腎皮質ステロイド薬

表2　点眼剤の保管—用時溶解型点眼剤の保管方法・使用期限—

一般名	商品名	保管方法・使用期間	薬効分類
ピレノキシン	カタリン®K 点眼用0.005%	溶解後冷所に遮光して保存し，3週間以内に使用	白内障治療薬
セフメノキシム塩酸塩	ベストロン® 点眼用0.5%	溶解後冷所に保存し，7日以内に使用	セフェム系抗菌薬
グルタチオン	タチオン®点眼用2%	溶解後冷所(1～15℃)保存し，できるだけ速やかに使用(4週間以内)	白内障治療薬
ジピベフリン塩酸塩	ピバレフリン® 点眼液0.04%，0.1%	溶解後1ヵ月以内に使用	緑内障治療薬

主成分と特定の添加剤との相互作用(例えば，ミセル化など)に変化が生じ，主成分の水溶性が変わって，沈殿などを生じる場合があるからです．

点眼剤の使用期限は？

　保管条件のもう一つの大きなポイントは，点眼剤はどれぐらいの期間，使用できるのかです．点眼剤の使用期限は，開封前と開封後とに分けて考える必要があります．最近の点眼剤の多くは開封・未開封がわかる包装になっています．これは改ざん防止というより，患者が使用中か未使用かを判別するのに役立つためです．開封前であれば，点眼容器ラベルに記載されている使用期限に従う必要があります．点眼開始後(開封後)の使用期限については，規定されている点眼剤と規定されていない点眼剤とがあります．用時溶解型の点眼剤の場合には，薬効が十分担保できる期間として使用期限が表示されています(**表2**)．

表3　点眼剤の最大使用期限（計算値）

【点眼条件】
点眼剤 1 本
内容量 5mL（5,000μL）
点眼 1 滴量を 50μL とし，1 回 1 滴を両眼に点眼

(1)1 日 2 回点眼の場合　50μL×2（両眼）×2 回 =200μL（1 日使用量）
　　　　　　　　　　　　　5,000μL÷200μL/日 =25 日間の使用で残液はゼロ

(2)1 日 3 回点眼の場合　50μL×2（両眼）×3 回 =300μL（1 日使用量）
　　　　　　　　　　　　　5,000μL÷300μL/日 ≒17 日間の使用で残液はゼロ

　また，開封後の使用期限が設定されていない点眼剤の使用期限に関しては，5mL容器の医療用点眼剤であれば，中身の点眼液の汚染などを考慮して約1ヵ月と考えられています．1日2回以上の点眼剤であれば，毎日正しく点眼していれば1ヵ月以内に点眼液が消費される計算です（**表3**）．それゆえ，1日1回点眼の点眼剤の場合は，2.5mL容量となっています．しかし，点眼剤の使用の仕方によっては，点眼液の汚染がもっと早くに進行する可能性があるため，患者には使用方法を遵守させるとともに，点眼液の変色や混濁などに注意するよう指導します．

　OTC目薬の場合でも医療用点眼剤と基本的には同じ保管の仕方が必要ですが，同じ薬箱にメントール配合のパップ剤と保管した場合，メントールが容器の壁を通じて目薬の中に混入してくることが知られています．また，医療用点眼剤と違い，家族間で同じ目薬を共用することも散見され（例えば，親子間や兄弟間），**家族間であっても1人で1本の使用とする服薬指導や保管方法の助言**を行う必要があります．

河嶋洋一

好評書改訂！点眼薬を上手に選び、使うためのエッセンスをさらに凝縮!!

点眼薬クリニカルブック 第2版

編著 庄司 純

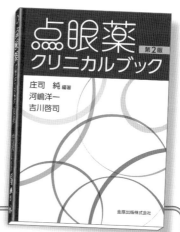

点眼薬は眼科特有の局所療法でありながら、使用頻度の高い標準薬でもある。したがって、正しく点眼薬を処方するためには十分な基礎知識が必要になる。約4年ぶりの改訂となる本書では、"これだけは知っておきたい"点眼薬療法のエッセンスに加えて、臨床症例も大充実。疾患・領域別に豊富な写真と丁寧な解説で点眼薬の具体的な処方がわかる。日常診療で点眼薬を上手に選び、使うための必読書。

主な内容

1章 点眼薬の基礎
点眼剤 総論　点眼容器の機能と工夫　点眼剤の正しい使い方指導　点眼剤の保管　使用期限

2章 感染症治療薬
抗菌薬　抗真菌薬　クラミジア治療薬　抗ヘルペス薬

3章 アレルギー治療薬
アレルギー治療薬を理解するための基礎知識　アレルギー治療薬の種類と作用機序　ほか

4章 角膜治療薬・ドライアイ治療薬
角膜・ドライアイ治療薬を理解するための基礎知識　角膜・ドライアイ治療薬の種類と作用機序　ほか

5章 炎症治療薬
副腎皮質ステロイド薬　非ステロイド性抗炎症薬（NSAIDs）　消炎酵素薬

6章 緑内障治療薬
緑内障の基礎知識　薬理作用　現在使用可能な緑内障点眼薬　緑内障治療における点眼薬の役割

7章 白内障治療薬
白内障治療薬の基礎知識
白内障治療薬の種類

8章 散瞳薬
散瞳薬の基礎知識
散瞳薬の種類と作用機序
散瞳薬の臨床応用

9章 点眼麻酔薬
点眼麻酔薬の基礎知識
点眼麻酔薬の種類と特徴

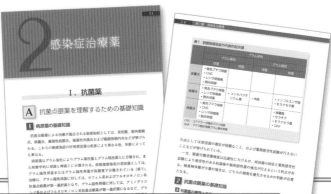

◆A5判　208頁　原色102図　◆定価（本体3,400円+税）　ISBN978-4-307-35163-8　　2015・11

金原出版　〒113-0034 東京都文京区湯島2-31-14　TEL03-3811-7184（営業部直通）　FAX03-3813-0288
本書の詳細、ご注文等はこちらから　http://www.kanehara-shuppan.co.jp/

解剖！「1滴」の点眼液＆点眼容器・投薬袋

「1滴」の構成成分とその役割

「1滴」中の構成成分は，薬理作用を期待する主成分に加え，有効性を高めるため添加剤として等張化剤，緩衝剤，可溶化剤，安定化剤，粘稠化剤，防腐剤などで構成されています（表）．主成分が同じでも銘柄や先発医薬品，後発医薬品で構成成分は異なります．添加剤のなかで，特に重要なのは「防腐剤」です．

防腐剤の役割

結膜上皮組織の変性崩壊が認められる防腐剤は，抗菌点眼剤の適応症である角膜潰瘍などの治療に長期間点眼する際に治癒を妨げるおそれがあるので省かれています．一方，防腐剤を含まないため点眼容器が汚染されると，点眼による二次感染のおそれがあります．したがって，抗菌点眼剤の点眼指導は重要になります．ちなみにベンザルコニウム塩化物（BAC）は，グラム陽性菌，グラム陰性菌，芽胞のない細菌，カビ類に殺菌作用を有します．

結膜嚢を洗浄・消毒するためのBAC濃度は，0.01〜0.05％が推奨されています．点眼剤に防腐剤として用いるBAC濃度は，洗浄・消毒の濃度に近いため，細菌の細胞膜のみならず角膜細胞膜のタンパク質も変性し，角膜上皮障害（角膜のキズ）が発現しやすくなります．点眼剤を複数使用するほど，BACの影響を受ける機会が増加します．角結膜上皮障害を起

表　点眼剤の主な添加剤とその役割

添加目的	添加剤（主な添加剤）	作用
使用性の向上	等張化剤（塩化ナトリウムなど）	涙液の浸透圧に近づける
	緩衝剤（リン酸水素ナトリウムなど）	経時的なpH変化を防止する
品質の安定化	可溶化剤（ステアリン酸ポリオキシル40など）	油性の主成分を水に溶解する
	安定化剤（エデト酸ナトリウムなど）	酸化・分解・着色などを防止する
	粘稠化剤（メチルセルロースなど）	結膜嚢内の滞留時間を延長する
	防腐剤（ベンザルコニウム塩化物など）	微生物汚染を防止する

エデト酸ナトリウム（日局）：エチレンジアミン四酢酸（EDTA）

こしやすい原因は，外傷，コンタクトレンズの不適切使用，感染症，防腐剤を含む点眼剤の複数点眼や長期使用が考えられます．

キサラタン®点眼液のBACのもう一つの役割！？

緑内障治療薬キサラタン®（ラタノプロスト）点眼液に含まれるBAC濃度は0.02％です（XALATAN®米国添付文書）．なぜこのように消毒剤と同様の濃度に設定しているのでしょうか．

BACの継続的点眼で角膜上皮障害を引き起こす可能性があるにもかかわらず，消毒剤と同様の濃度に設定する理由はどこにあるのでしょうか（図）．

脂溶性ラタノプロストの水への溶解性は0.05mg/mLのため水に溶けやすくするためには，溶解補助剤としてTween 80，さらに界面活性剤のBAC，両方を加える場合があります．BACは殺菌作用をもつため多くの点眼剤で防腐剤として用いられています．キサラタン®は，BACに防腐剤と界面活性剤の役割を備えるために必要な濃度を0.02％としていると思われます．

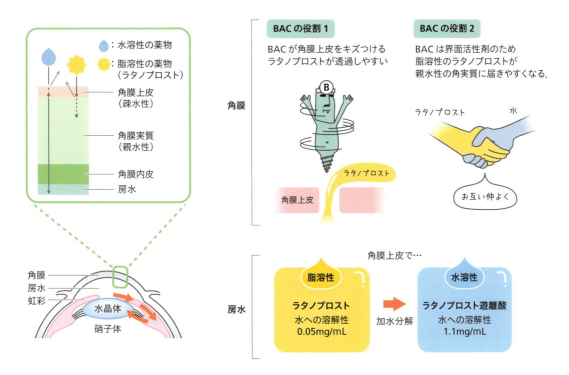

図　ベンザルコニウム（BAC）の2つの役割

点眼後のラタノプロストは脂溶性のため角膜上皮を透過しやすく，分子量は432.5なので，分子量500以上の薬物のような角膜上皮の透過性低下もありません．そのため「ラタノプロストは点眼直後に角膜上皮に存在するエステラーゼにより，薬理活性本体であるラタノプロスト遊離酸に加水分解する」とインタビューフォームに記載されています．

　消毒剤と同様の濃度のBAC濃度のため，キサラタン®の点眼中は少なからず角膜上皮障害（角膜のキズ）を生じる可能性があります．BACの0.02％濃度と角膜上皮障害の詳細は不明ですが，角膜にキズがあることでラタノプロストが角膜を通過しやすくしていると思われます．ラタノプロスト遊離酸の水溶性は1.1mg/mLと水に溶けやすいため，角膜上皮を後戻りしにくいことから房水中に滞留しやすいです．これらは，ファイザー株式会社ホームページ上で「新薬の情報公開」のザラカム®配合点眼液の審査報告書から推測することができます．

　　　　　　　　　　　　　　　　　　　　　　　　　　　　　　　　　　　池田博昭

解剖！「1滴」の点眼液＆点眼容器・投薬袋

点眼容器の機能と工夫

点眼容器の変遷と求められる特性

　日本でプラスチック製の点眼容器が使用されるようになったのは，1962年のことです．それ以前の約100年間はガラス製が主流でした．プラスチック製はガラス製に比べて，軽い，割れにくい，携帯性に優れる，点眼しやすい，といった多くの優れた点をもっているため普及しました．

　しかし，すべてのプラスチック点眼容器が使いやすいわけではありません．実際に点眼容器を取り扱う医師，薬剤師，患者の立場から，どのような点が点眼容器の機能として重要かを調査した結果，①開閉しやすいキャップ，②点眼しやすい硬さの容器という共通項目が認められました．薬剤師からは「患者に説明しやすい」ことがあげられ，アドヒアランスを高める意味でも重要な視点であると言えます[1]．

点眼容器の材質と特性

　点眼容器は，前述のように，主にプラスチック製です．プラスチックといっても，完全に外気と遮断しているのではありません．内容液である点眼液の水分が蒸発したり，あるいは空気中の酸素などの気体が点眼液のなかに入ってきます．また，点眼液の成分が容器内壁に吸着することもあります（清涼化剤に対する着香性など）．点眼容器に使用されているプラスチックは，ポリエチレン（PE），ポリプロピレン（PP），ポリエチレンテレフタレート（PET）樹脂が代表的です．各材質には**表**のような特性があります．製剤設計の際にはこれらの特性を活用し，医療用点眼剤やOTC目薬にあった材質を選びます．

　一般的には，医療用点眼剤にはPE樹脂やPP樹脂を用います．これは，成型後の容器のやわらかさや，水分透過性の低さに起因します．1本5mL入りで（1日1回点眼の場合は，2.5mL入り），形状の多くが円筒形です．この円筒形は，薬局などでの薬剤保管ケースに多数個の点眼剤を入れたときに，容器間の接触面積が小さく，ラベル表示部同士の擦れが小さくなるという利点があります．

　さらに，近年，もちやすく，押しやすい容器として，胴部を長くして両サイドに凹みを入

表 点眼容器の材質と特性

特性	内容	程度
水分透過性	点眼容器の壁を通じて，点眼液の水分が蒸発する	PE，PP < PET
酸素透過性	点眼容器の壁を通じて，空気中の酸素が点眼液中に吸収される	PET < PP ≦ PE
着香性	主に一般用目薬に配合される清涼化剤が点眼容器内壁に吸着される	PET < PE，PP
透明性	点眼容器の透明性	PE，PP < PET
柔軟性	点眼容器の押しやすさ	PET < PP < PE

PE：ポリエチレン，PP：ポリプロピレン，PET：ポリエチレンテレフタレート

OTC目薬では主にPET樹脂を用いています．

PET樹脂の特徴は
- 透明性が高い
- いろんな形状に成型しやすい
- 他の材質と比較して容器が硬い
  →点眼しやすいように扁平容器が多い
- 着香性が低い［点眼時に刺激感（爽快感）を感じるメントールやカンフル（樟脳）のような清涼化剤が配合されていても容器に吸着しにくい］

容量は10〜15mL/本

れた容器（ディンプルボトル®），あるいは扁平型の容器など単純な円筒形ではなく，高齢で力の弱い患者でも点眼しやすい工夫された形状の容器が汎用されるようになっています．

点眼容器の3種類の形状と使い分け

　点眼容器には大きく3種類の容器形状があります．3ピース容器，ユニットドーズ型容器（ミニ点眼容器ともよばれます），二剤型容器（用時溶解型）の3つです．これらに加えて眼軟膏剤用のチューブ型容器があります（**図1**）．3ピース容器とは，容器本体，中栓（ノズル），キャップの3パーツからなる容器で，もっとも汎用されている点眼容器の基本的な形状です．決められた期間中，中身の点眼液がなくなるまで反復点眼できます．OTC目薬もデザインは大きく異なりますが，3ピース容器で構成されています．ミニ点眼容器とは，1回点眼（両眼あるいは片眼）限りの使い切りを目的とした形状です．

　3ピース容器の点眼剤とミニ点眼容器の点眼剤の選択は，防腐剤の有無で異なります．未使用（未開封）の点眼剤は無菌製剤ですが，いったん開封して点眼すると，涙液中，手指あるいは空気中の微生物による二次汚染を受ける可能性が出てきます（→p.40，**図5**）．したがって，反復点眼中に微生物汚染が生じるのを防止するため，防腐剤の配合が必要です．一方，1回使い切りのミニ点眼容器点眼剤の場合は，容器の頭部を開封したあと，片眼もしくは両眼に1滴ずつ点眼し，残液は確実に廃棄するという正しい使い方をすれば汚染がされた薬液を点眼する心配はありません．

　点眼剤の防腐剤による角膜障害（細胞毒性）が時として起こることがあります．患者によっては防腐剤入りの点眼剤が使用できないケースもありミニ点眼容器点眼剤が処方され

解剖！「1滴」の点眼液＆点眼容器・投薬袋

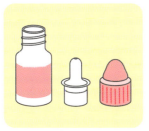
3ピース容器

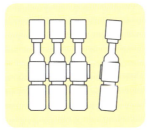
ユニットドーズ型容器
（ミニ点眼容器）

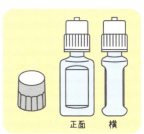
PF（Preservative free）容器
（日本点眼薬研究所）

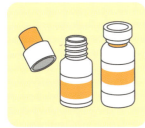
二剤型容器（用時溶解型）

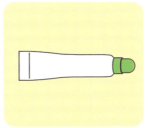
チューブ型容器

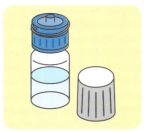
NP（None-preservative）容器
（わかもと製薬）

図1　医療用点眼容器の種類　　　　　　　　**図2　マルチドーズタイプ**

ます．ただ，ミニ点眼容器では容器サイズが非常に小さいので，高齢者やリウマチの患者など，指先の不自由な患者には使いにくいという問題や，類似した容器形状や小さなラベル表示による点眼剤間の識別性の低さといった問題が生じています．特に，ドライアイ用ミニ点眼剤（1日5〜6回点眼）と緑内障ミニ点眼剤（1日1回点眼）のような点眼回数の大きく異なる点眼剤間では特別な注意が必要です．

　最近は，防腐剤を含まずに反復点眼が可能なマルチドーズタイプの防腐剤フリー点眼容器も多くの製品で使用されています．現在，2種類の容器形状があります（**図2**）．これらの点眼容器は，いずれもノズル部分に特殊なフィルターを組み込んだ構造をしています．点眼後に外部からの空気，点眼残液や涙液などがフィルター部分を通過することで，フィルター表面で微生物が捕捉され，点眼容器内の点眼液が微生物汚染を受けない仕組みになっています．ただ，汎用されている一般的なマルチドーズタイプの点眼容器に比べて，点眼時により強い力が必要となる問題があり，今後，フィルタータイプ以外の新しい構造の容器の開発も期待されています．

河嶋洋一

解剖！「1滴」の点眼液＆点眼容器・投薬袋

3 投薬袋の遮光性と工夫

　投薬袋の主な役割は，患者が点眼剤を保管，携帯する際に，点眼容器表面の埃・汚れから守ること，点眼剤自体を見失うことがないことにあります．また，投薬袋1枚に点眼剤1本ずつを入れて保管します．

　点眼時には患者が毎回投薬袋から点眼剤を取り出して目視で確認後，点眼するという手順が必要です．1種類の処方時には問題はほとんどないのですが，複数の点眼剤の処方がある場合は，確認に手間がかかることがあります．この課題に，投薬袋に製品名を入れる，あるいは投薬袋の外からも中の点眼剤が見えるようにして欲しい（表と裏の両方）という医療者からの要望があり，工夫が重ねられています．「製品名を入れる」というのは，患者が容器本体ではなく投薬袋で識別するようになると，投薬袋への容器の入れ間違いによる誤点眼が心配され，積極的には採用されていません．一方，投薬袋に遮光性をもたせる必要のない点眼剤の場合では，投薬袋に何ヵ所か透明な窓部分を設け，容器本体のラベル部分やキャップ色などが外からでも見えるように工夫されています（図 a）．これにより，患者は点眼する前に投薬袋から中の点眼剤を取り出して確認する手間が不要となりました．

　さらに点眼液中の主成分が光に対する不安定性がある場合は，遮光性の投薬袋を使用す

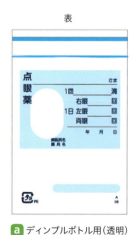 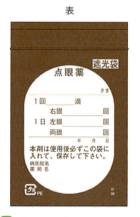 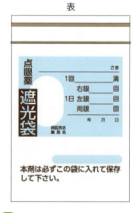

a ディンプルボトル用（透明）　　b ディンプルボトル遮光用（褐色）　　c ディンプルボトル遮光用（透明）

図　点眼剤投薬袋の一例

（参天製薬）

る必要があります（→p.62）．原料のプラスチックに酸化チタンなどを練り込み，かつ全体を褐色や橙色などで着色し，遮光性機能をもたせた遮光性投薬袋が主流です（図 b ）．しかしながら，袋の外から中の点眼剤が識別できないとの要望から，遮光機能をもった化学物質の種類や量を工夫し，中の点眼剤が識別できる遮光性透明投薬袋が開発されました（図 c ）．ただし，主成分が光に対する不安定性にも大小があり，不安定性の大きい点眼剤の場合は，この遮光用透明投薬袋は使用できません．各点眼剤に添付された投薬袋を使用し，遮光用投薬袋に入っている点眼剤を確認が容易だからと，安易に遮光用透明投薬袋に入れ替えないよう，患者に指導することも重要です．

上記の遮光用透明投薬袋以外にも製薬会社ごとの工夫があり，医療従事者が患者にもっとも合った，間違いを起こさない投薬袋の採用をすることが今後とも重要です．

河嶋洋一

知りたいところがすぐわかる著作権の強化書！

トラブルに巻き込まれない 著作権のキホン

医療従事者のギモンに答える！

阿部・井窪・片山法律事務所　**服部 誠** 著

論文作成，出版，講義・プレゼン，ブログなど著作権のトラブルは頻繁に生じる．職や学位を失うことすらある．しかしこれを回避するための情報リテラシーは医学系教育機関等で十分教育・指導されているとは言い難い．本書は医療・教育現場から寄せられた著作権に関する不安や疑問を取り上げ，基礎と実践力を身につけられる解説書である．

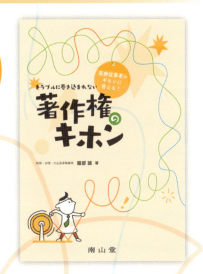

- B5判 151頁
- 定価（本体2,500円＋税）
- 2018年3月発行

詳しくはWebで

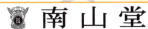 南山堂　〒113-0034　東京都文京区湯島4-1-11　URL http://www.nanzando.com
TEL 03-5689-7855　FAX 03-5689-7857（営業）　E-mail eigyo_bu@nanzando.com

解剖！「1滴」の点眼液＆点眼容器・投薬袋

4 構造式からみた点眼液＆点眼容器・投薬袋の「かたち」

点眼剤1滴の旅

　ここでは，点眼剤が作用部位に到達するまでの大まかなしくみを化学構造という切り口から説明します．街の化学者・薬剤師なら，化学的な視点からの服薬指導も交えることで「1滴のチカラ」により貢献できるのではないでしょうか．

使用前 — 安全性を高める工夫 —

　眼に直接投与される点眼剤は"安全性"を確保するため滅菌され，**防腐剤**には多くの場合，**ベンザルコニウム塩化物（BAC，図1）**が使われています．BACは界面活性剤のなかでも逆性石鹸とよばれ，水と油の両方に溶ける性質をもちます．これは**構造中に炭化水素とアンモニウムイオンを含む**ことからわかります．

　細胞膜上にはリン酸イオンなどの陰イオンが多く存在するため，陽イオンであるアンモニウムイオンは細胞膜に引き寄せられます．さらに炭化水素部分が細胞膜の疎水性部分になじみ吸着することで細胞の機能を損なわせます（**図2**）．細菌の細胞は活動が盛んなので，BACによる殺菌は効果的と言えます．ただし，BACはヒトの細胞にも作用するため，稀に**角膜障害**を起こすほか，**ソフトコンタクトレンズに吸着しやすい**などの弊害もあります．

投与直後 — 涙液となじませる工夫 —

　点眼剤の薬液が滴下後，最初に出会うのは涙液です．涙は"目の血液"ともよばれ，身体を流れる血液のように栄養素を運搬します．そのため，できるだけその役割を損なわないように，薬液の組成は涙の組成に似せてつくられています．涙液は，油層，水層，ムチン層の3層からなり（→p.14），水層のpHの大きな変化は"さし心地"にも関与します．

▶ 緩衝剤のはたらき

　化学物質は，pHによってかたちが変わってしまうため，点眼液のpHは涙液のpH（7.2〜7.8）に近い状態に調整されています．ところが，かつて皆さんも滴定の実験で経験したように，**pH値はわずかな酸や塩基の存在で大きく変化**してしまいます．そのため，固有のpH（pKa）をもつ薬剤や添加物をそのまま溶かせば，薬液のpHは涙液のpHから大きく逸脱して

しまうおそれがあります．この大きな変化を緩やかにするのが，**緩衝剤**です．

緩衝剤は「弱酸とその共役塩基，または弱塩基とその共役酸との混合物である」と定義されますが，点眼剤の緩衝剤に関して言えば「**○○酸と○○酸Na，またはアミン系化合物（弱塩基はほとんどの場合アミン系化合物）**」と考えれば十分です．

点眼剤に含まれる緩衝剤

ニフラン®点眼液では，薬効成分のプラノプロフェンが構造中に**酸性のカルボン酸と塩基性のピリジン骨格**を有し（図3 a），そのまま溶かせばpHに大きな変化を与えると推測され

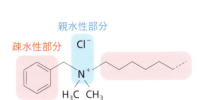

図1　ベンザルコニウム塩化物の構造と疎水性・親水性

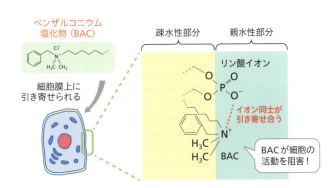

図2　ベンザルコニウム塩化物が細胞の機能を損なわせるしくみ

ニフラン®点眼液0.1%の組成と性状

成分・含量（1mL中）	プラノプロフェン 1 mg
添加物	**ホウ酸，ホウ砂**，ポリソルベート80，エデト酸ナトリウム水和物，ベンザルコニウム塩化物
剤形	水性点眼剤
色	無色澄明
pH	7.0〜8.0
その他	無菌製剤

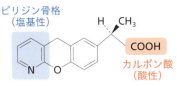

図3　プラノプロフェンの構造と緩衝作用

るため，緩衝剤が必要となります．ニフラン®点眼液の添加物には「**ホウ酸**」と「**ホウ砂**（ホウ酸ナトリウム）」があり，これらが緩衝剤の「〇〇酸と〇〇酸Na」のパターンに当てはまります．この緩衝剤の存在下でプラノプロフェンが溶けると，カルボン酸のH^+はホウ酸イオンと結びつき，平衡はホウ酸側へ大きく偏ります（**図3 b**）．結果的にホウ酸の量は増えますが，水素イオン濃度の増減が少ないため，pHはほとんど変化しません．また，ピリジン骨格部分がホウ酸と中和反応をしてホウ酸の量は減りますが，やはりpHの変化は起きません（**図3 c**）．これにより，プラノプロフェンによるpH変化はほとんどなく，ニフラン®点眼液のpHは7.0〜8.0に保たれます．

また，同じプラノプロフェン点眼剤でも，ジェネリック医薬品のプロラノン®点眼液では，緩衝剤にアミン系化合物の**トロメタモール**（**図4**）が用いられています．こちらはどのように緩衝作用するかを考えてみましょう（**図5**）．緩衝剤には他にもいろいろな種類があるのでチェックしてみてください．

標的に向かう ── 角膜をぬける工夫 ──

点眼された薬剤は，主に角膜を透過して眼内に移行し，作用部位へ到達します（→p.26）．しかし角膜は外部からの細菌や異物の侵入を防ぐバリアとして働くため，薬の透過も制限されます．「1滴のチカラ」の発揮には"いかにして角膜を透すか"が鍵となります．

角膜のかたち

角膜透過性に深く関わるのは角膜上皮と角膜実質です．薬にとって厄介なのは，角膜上皮が疎水性であるのに対して角膜実質が親水性と，性質が相反することです（→p.28）．現在の対策として，角膜透過性を向上させる手段には「**① 界面活性剤の添加**」「**② 構造の化学修飾**」「**③ 粘稠化剤の使用**」などがありますが，他人の力を借り，己を変え，しつこく迫る，とまるで異性の♥を射抜く恋愛手段のようです．ここでは，これらの手段を具体的にみていきましょう．

手助けをする界面活性剤

多くの場合，**ベンザルコニウム塩化物**（**BAC**）が使われます．前述のように**防腐剤**の印象が強いBACですが，その特徴的な構造によって角膜上での薬液の表面張力を低下させるため，薬の角膜透過性を促進させる作用も期待できます（**図6**）．

エステル化する

薬の構造を，角膜上皮付近では疎水性にし，角膜上皮の透過後，何らかの方法で親水性に変換できれば，理論上，角膜を透過できます．つまり，親水性の水酸基やカルボキシ基

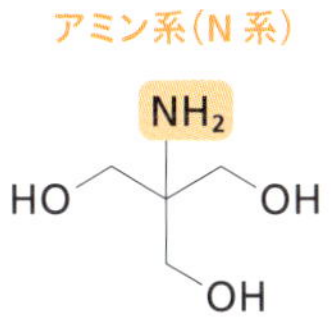

プロラノン®点眼液0.1%（ジェネリック医薬品）の組成と性状

成分・含量(1mL中)	プラノプロフェン1mg
添加物	ベンザルコニウム塩化物, **トロメタモール**, pH調節剤
pH	7.5〜8.5
浸透圧比	0.8〜1.0
性状	無色澄明, 無菌水性点眼剤

図4 プロラノン®点眼液に添加されたトロメタモールの構造

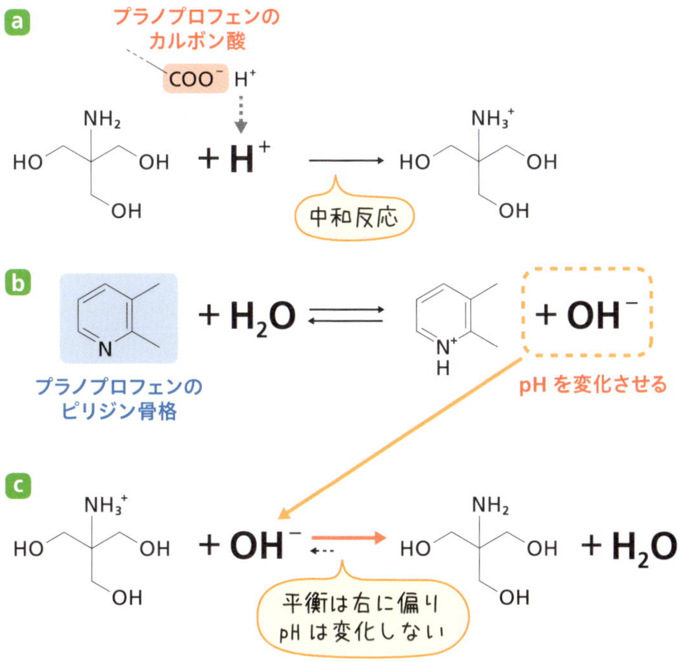

図5 トロメタモールの緩衝作用

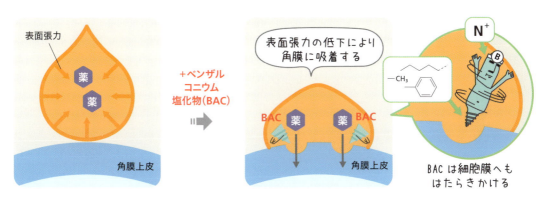

図6 ベンザルコニウム塩化物(BAC)による表面張力の変化

を疎水性の**エステル基**に化学修飾することで角膜上皮への透過性を増大させたのち，角膜の**エステラーゼ**による**加水分解**で親水性に戻せば，角膜実質も透過させることができます（**図7**，これを**プロドラッグ**といいます）．実際に，エステル基へのプロドラッグ化は，プロスタグランジン$F_{2\alpha}$誘導体をはじめ，多くの薬剤に活用されています．

🔺 粘り強く居座る

粘稠化剤は，薬剤の結膜嚢内における滞留時間を延長させ，薬効の持続時間や眼内移行性を高めます．粘稠化剤を使った代表的な製剤に，緑内障治療薬のチモロールマレイン酸塩持続性製剤のチモプトール®XE点眼液とリズモン®*TG*点眼液があります．両剤はともに多糖類を粘稠化剤としていますが，多糖類にはある程度規則的に整列する性質があり，**整列のすきまに少しの水分子が入り込むと粘性のあるゲルになります**．両剤は生体機能をうまく活用して眼表面上で薬液をゲル化し粘性を得ています．

チモプトール®XEの粘稠化剤である**ゲランガム（ジェランガム**とよばれることもある）には等間隔でカルボキシ基があり，部分的にマイナスに帯電しています．そのためゲランガム分子はマイナス同士で反発し，整列できないため水溶液となります．点眼後，涙液中のNa^+がこのマイナス電荷を打ち消すため，規則的に整列しゲルとなります（**図8**）．

リズモン®*TG*の粘稠化剤は，温めると固まり冷やすと溶ける"ホットアイスクリーム"にも利用されている**メチルセルロース（MC）**です．MCはメトキシ基が少し大きく，もともとやや整列しにくい物質です．そのため，低温では水分子の大きなかたまり（クラスタ）がMC分子の間に入り込み，分子が整列することができず水溶液となります．点眼後，温度が上昇すると多くの水分子が離れ，MCが整列しゲル化します．（**図9**）．

保管袋，点眼容器のかたち

多くの点眼剤の保管袋あるいは一部の点眼容器には，**紫外線（UV）**から薬剤を守るため，UVを遮断する加工（UVカット）が施されています．また，点眼剤の保管袋には半透明のものや，橙色，黒色のものなど，さまざまな種類があります．保管袋とUVや光にはどのような関係があるのか疑問に思ったことはありませんか？ ここでは保管袋や点眼容器の工夫について，薬の構造から考えてみましょう．

色が見えるしくみ

光（**可視光線**，波長およそ$400\sim800\,nm$）が物質に当たると，ある波長の光は吸収され，

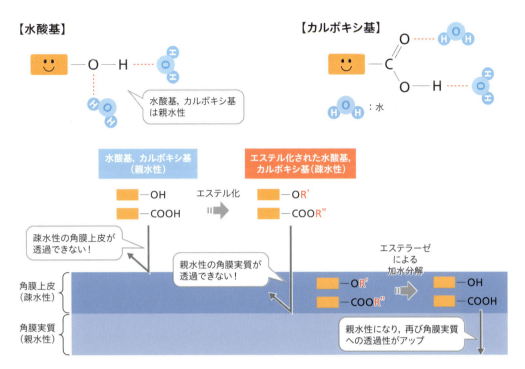

図7 角膜を透過させる工夫

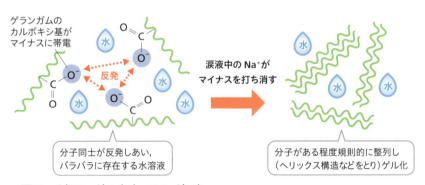

図8 ゲランガム（ジェランガム）

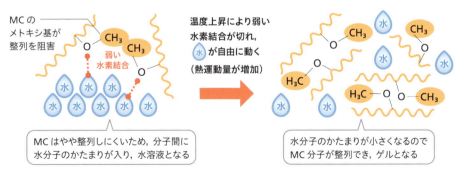

図9 メチルセルロース（MC）

残りの光は反射されます．私たちはその反射した光を物質の色として感知します（**図10**）．つまり色は，物質がどの光の波長を吸収し，反射するかで決定されます．すべての光が吸収され，反射されない物質の色は暗闇の黒になり（だから黒色の物は温度が上がりやすいのです），反対に，すべての光が吸収されず反射される物質は白に見えます．すなわち，保管袋や点眼容器は光を吸収，または反射することで点眼剤を守る効果をもつと言えます．

物質が光を吸収する原理

そもそも物質が光を吸収するとはどういうことでしょうか．物質の光の吸収は，エネルギーの波である光が，物質にエネルギーを与えて，物質の分子構造内の電子を通常と異なる場所に飛ばすことで生じます（**図11**）．光を吸収する構造の一例として，**共役構造***があります．例えばリボフラビンは，広い範囲に電子が飛ばされ光が吸収されるため，独特な黄色となります（**図12**）．

光を吸収した物質は，電子が移動したことにより反応性が高くなるため，**化学反応を引き起こす**場合があります（**図13**）．これが光による薬の分解の原理となります．よって，リボフラビンと同様の共役構造をもつフラビタン®点眼液の保管袋は過剰な光エネルギーから点眼剤を保護するために着色してある（光エネルギーを吸収または反射する素材を用いている）のです．

UVの場合は？

この遮光の原理はUV（波長およそ $10 \sim 400\,nm$）の吸収でも同じです．たしかにUVは可視光線に比べてエネルギーが大きいため，吸収剤として用いられる物質に構造の違いはあります．しかし理論上，共役構造をもつ物質は**UVのエネルギーも吸収できます**．これは一般的な**紫外線吸収剤**の構造（**図14**）からもわかります．ただ残念ながら，具体的にどのような紫外線吸収剤が使用されているかに関しては，製薬会社は"非公開"とのことで，薬剤師が知る由もありません．

一方で，クラビット®点眼液をはじめ，UVに不安定とされる点眼剤の遮光袋には白色の半透明のものもあり，「UVを吸収しなくて大丈夫？」と心配になるかもしれません．これは，もう一つのUVカットの技術として，保管袋にUVを反射させる**紫外線散乱剤**が練り込まれ

＊：共役とは単結合と二重結合または非共有電子対をもつヘテロ原子（O，Nなど）との繰り返し構造です．この構造の範囲で電子が比較的自由に動けます[1]．

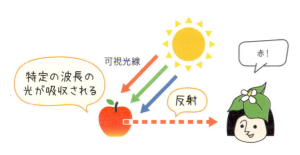

図10 色が見えるしくみ

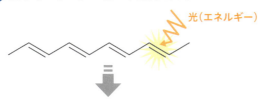

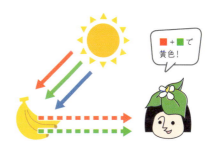

図12 リボフラビンの共役系

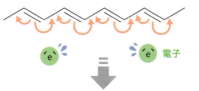

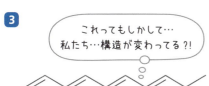

図11 光の波長を吸収するモデル

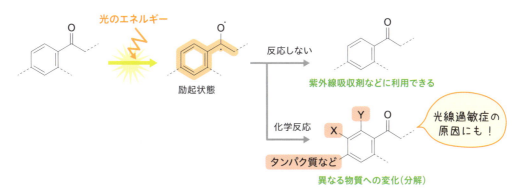

図13 光のエネルギーを吸収することによる物質の影響

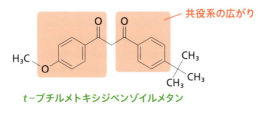
t-ブチルメトキシジベンゾイルメタン

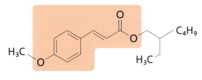
メトキシケイヒ酸エチルヘキシル

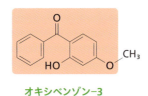
オキシベンゾン-3

図14　代表的な紫外線吸収剤の構造と共役系

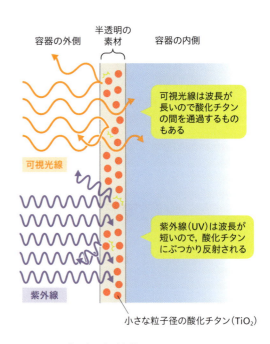

図15　半透明保管袋のしくみ

ています．紫外線散乱剤は，光を吸収せずに反射させる物質，すなわち白い物質であり，具体的には酸化チタンや酸化亜鉛が用いられます．最近では，小さな粒子径のものを用いることにより，波長の短いUVだけを反射させるようにつくられた半透明の点眼剤保管袋が増えつつあります（図15）．これなら半透明の遮光袋でも安心ですね．

今回説明した技術は，もちろん点眼剤に限らず，衣類や化粧品のUVカットにも用いられています．

浅井考介／柴田奈央

アセトアミノフェン坐剤はなぜ効かない!?
点耳と耳浴のちがいは!? などギモン解決！

患者指導のための
剤形別外用剤 Q&A

杏雲堂病院診療技術部 部長　大谷道輝　編

外用剤は内服剤と異なり，使用方法に注意が必要なものが多く，患者が適正に使用していないケースが多い．最近，アドヒアランス向上や副作用軽減を目的とした外用剤が開発され，製剤技術が向上し注目を集めている．そこで，本書では外用剤の使用にあたり臨床現場でよくある質問や，注意が必要なポイントを簡潔にまとめた．

- B5判　193頁
- 定価（本体 2,500円＋税）
- 2017年10月発行

Q 皮膚外用剤の後発医薬品の選び方は？

Q 坐剤に使用される基剤の種類と特徴は？

Q アセトアミノフェン坐剤はなぜすぐに効かないの？

主な内容
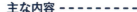
- 坐剤
- 皮膚外用剤
- 吸入剤
- 点鼻剤
- 点耳剤
- 点眼剤

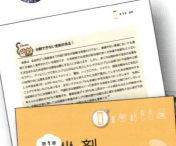
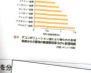

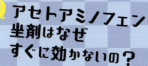

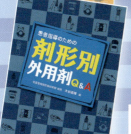

詳しくはWebで

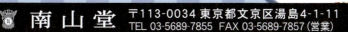

南山堂　〒113-0034 東京都文京区湯島4-1-11
TEL 03-5689-7855　FAX 03-5689-7857（営業）
URL http://www.nanzando.com
E-mail eigyo_bu@nanzando.com

「1滴」が医療費に与える点眼剤のチカラ

眼に必要な点眼液の用量と点眼剤の「1滴」量のズレと医療経済的な問題

薬剤経済性から後発医薬品の点眼剤は選べる？

　一般的に，医療費の一部負担（自己負担）を軽減するため点眼剤を後発医薬品に処方変更を検討する際は，経済性から銘柄を評価するため，1容器当たりの薬価で比較することが多いようです．薬価は銘柄ごとに定められていますが，同等の後発医薬品で同じ薬価の銘柄も多く，納入価格の違いのみで選び出すことは倫理的に難しく，また，銘柄の選択理由を患者はもとより処方医にも納得してもらうことはできません．

　点眼剤における医療経済的な問題を解消しようと考える場合，急性期に用いる点眼剤より，慢性期に用いる点眼剤の経済性を改善する方が，国の総医療費への影響は大きくなります．眼科領域の慢性疾患といえば，点眼剤の銘柄数も多い緑内障が思い浮かびます．そのなかでも，先発医薬品1銘柄と後発医薬品23銘柄の，合わせて24銘柄が薬価収載されている（2018年7月1日改訂時点），ラタノプロスト点眼液0.005％の経済性を考えてみます．

　ラタノプロスト点眼液0.005％では，1容器（2.5mL）当たりの先発医薬品の薬価（1,514円）に対し，後発医薬品のうち16銘柄が59.3％（898円），8銘柄が43.0％（651円）と，後発医薬品の薬価は2群に分かれています．したがって，薬価のみでは，同一価格の各後発医薬品間の経済性の比較は難しく，1つの銘柄に絞り込む判断根拠を明確に説明できません．それでは，これらの薬剤の経済性は，どのように比較すればよいのでしょうか．

点眼剤の「1滴」量は銘柄間で異なる

　ラタノプロスト点眼液0.005％の「1滴」量は，先発医薬品のキサラタン®では31.9μLですが，後発医薬品においては，発売直後の2010年のデータによると28.4〜38.5μLまで10.1μLの差があります（→p.71，**表**）．

　この1滴量に影響する因子には，「薬液の性質（表面張力，粘度など）」や「ノズル先端のフラット部分の直径」などがあります．ラタノプロスト点眼液0.005％の後発医薬品には，発売直後から，容器のノズルの形状，容器のノズル穴最小部の直径や，胴部の肉厚を変更するなどの工夫があり，1滴量が発売開始時と異なる製品もあります（詳細なデータは未発表）．

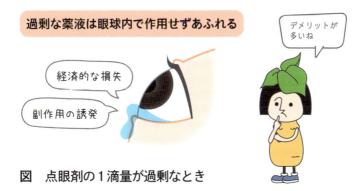

図　点眼剤の1滴量が過剰なとき

また，キサラタン®の添付文書には「取扱い上の注意」として「開封後4週間経過した場合は，残液を使用しないこと」と記載されていますが，ラタノプロスト点眼液0.005％「NP」など，後発医薬品の一部にはその記載がありません．先発医薬品と後発医薬品で添加物が異なることがこの理由の一つと考えられます．

結膜嚢（けつまくのう）の中に十分に収まる薬液の許容量（約15～20μL）に対して，実際の点眼剤の1滴量は一般的に2～3倍の量（30～50μL）になります．過剰な1滴量は，経済的に無駄であるばかりでなく，プロスタグランジン点眼剤の場合であれば眼周囲の副作用（眼瞼色素沈着，睫多毛，眼瞼炎など）といった望ましくない効果が発現する可能性もあります（図）．

医療経済的な問題

点眼剤の「1滴」が結膜嚢に収まる量になれば，同容量の1容器当たりの総滴下数は増え，使用可能日数が長くなるため，薬剤経済面でのメリットは大きくなります．しかし，現状は薬液の半分以上が眼から流出し，負担している医療費が無駄になっています．したがって，結膜嚢の容量を考慮すれば，薬価を1mL単位で定めるだけでなく，1錠の含有量を定めた錠剤のように，適切な1滴の用量幅を規定することが必要です．

理論的な値ですが，結膜嚢に保持できる量を基に20～25μLを1滴と設定した場合，すべての患者が添付文書に記載された用法・用量通りに点眼剤を使い切ると仮定すれば，現在の点眼剤の使用量は47～58％に半減する試算になります．つまり，厚生労働省が点眼容器から落下する1滴量を結膜嚢に保持できる一定量の範囲に規定することにより，薬価の改定を行わなくとも，1年間に4,000億円程度（2017年度時点）とされる点眼剤の年間薬剤費を2,000億円程度に削減することも可能になります．

池田博昭

「1滴」が医療費に与える点眼剤のチカラ

2 「1滴」量からみた薬の価格と使用可能期間にみられる医療経済的な問題

　2018年現在では，日本国内の眼科薬市場における売上額は緑内障治療薬が1位となっています．ここでは，点眼剤の医療経済的な問題を，緑内障治療薬のなかからラタノプロスト点眼液の事例をとりあげて考えてみましょう．

　ラタノプロスト点眼液の1容器当たりの薬価は，先発医薬品が1,514円，後発医薬品が651円と898円ですが，両眼に1日1滴ずつ使用する場合の使用可能日数は，薬価の高低とは相関せず34〜49日と，約2週間の違いがあります（**図**）．例えば，患者が次回受診は点眼剤を使い切ってからにしたいと思った場合，来院間隔は処方された点眼剤によって異なることになります．予定の来院日が過ぎた患者に薬局から電話で状況確認をすると，「まだ薬が残っているから」と言われることもあります．特に，点眼剤の銘柄を変更した際には，患者に使用可能日数の変化をあらかじめ伝える配慮が必要です．変化に気付いた患者から「以前より早く目薬が空になる」などの指摘を受ける前に，伝えておくべき医薬品情報です．さらに，点眼剤の銘柄を変更する際は，以前の銘柄と比較して使用可能日数が下まわらない銘柄に変更すると患者の混乱を防ぐことができます．

　また，点眼剤の変更時には，薬剤経済性を示すことで変更理由が明確になります．使用

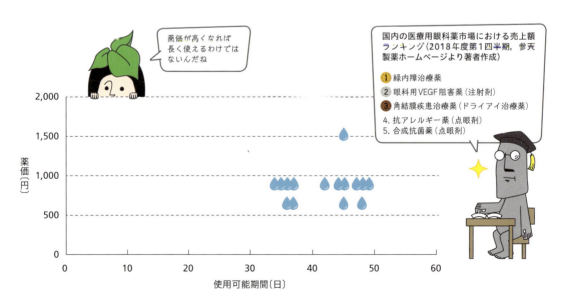

図　1本当たりの薬価と使用可能期間

表　ラタノプロスト点眼液の1日当たりの薬剤費用（1日1回両眼に点眼するとき）

	商品名	総滴下数〔滴/容器〕	滴下総容量〔mL〕	1滴量〔μL/滴〕	使用可能日数〔日〕	薬価〔円/mL〕	容器単位の薬価2.5〔円/mL〕	1日当たりの価格〔円〕
先発品	キサラタン®点眼液0.005％	91	2.90	31.9	45	605.7	1,514	33.6
後発品	ラタノプロスト点眼液0.005％「杏林」	72	2.72	37.4	36	260.4	651	18.1
	「NS」	95	2.85	30.0	47	359.3	898	19.1
	「TOA」	68	2.53	37.3	34	359.3	898	26.4
	「TS」	96	2.95	30.6	48	260.4	651	13.6
	「科研」	72	2.68	37.1	36	359.3	898	24.9
	「キッセイ」	97	2.80	28.7	48	359.3	898	18.7
	「ケミファ」	90	2.70	29.8	45	359.3	898	20.0
	「TYK」	99	2.92	29.4	49	359.3	898	18.3
	「サワイ」	75	2.90	38.5	37	260.4	651	17.6
	「三和」	90	2.75	30.6	45	260.4	651	14.5
	「センジュ」	91	2.82	30.7	45	359.3	898	20.0
	「タカタ」	89	2.72	30.3	44	359.3	898	20.4
	「トーワ」	70	2.62	37.5	35	359.3	898	25.7
	「日医工」	90	2.73	30.2	45	260.4	651	14.5
	「ニッテン」	72	2.72	37.4	36	359.3	898	24.9
	「ニットー」	74	2.65	35.9	37	260.4	651	17.6
	「サンド」	96	2.75	28.6	48	359.3	898	18.7
	「わかもと」	98	2.80	28.4	49	359.3	898	18.3
	「NP」	84	2.77	32.4	42	359.3	898	21.4
	ラタノプロストPF点眼液0.005％「日点」	75	2.60	34.4	37	359.3	898	24.3

平均調査回数は3回．総滴下数と使用可能日数は小数点以下切り捨てで算出した．2011年発表のデータ[1]に2018年7月改訂薬価を加えて作成．

可能日数で薬価を割ると1日にかかる薬剤費用を算出することができます（**表**）．後発医薬品の選択で迷ったときに参考にしてみましょう．

池田博昭

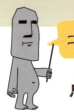

コラム

点眼容器と1滴量

　内服薬は1回量当たりで処方・調剤されるため，服薬終了までの期間は，製品に関係なく容易に計算できます．一方，点眼剤は容器単位で処方・調剤されるため，点眼1滴量が明確でなければ1容器当たりの総滴数が計算できず，それゆえ使い終わるまでの期間は予測できません．

　それでは，1滴量はどのように決まるのでしょうか．1滴量に影響し得る因子として，**① 点眼液の特徴**，**② 容器の形状**，**③ 点眼の手技**があげられます．まず，① 点眼液の特徴についてですが，1滴量は点眼液の液性（表面張力や粘度など）によって決まり，それゆえ同じ形状の点眼容器を用いても製品ごとに1滴量は異なります．次に，② 容器の形状についてですが，よく「ノズル部の穴径が大きいほど1滴量が多くなるのでは？」と思われていますが，実際の1滴量は容器のノズル部先端のフラット部分の直径で決まり，ノズル部の穴径はほとんど影響しません．また，押す力が同じならば，容器の材質や硬さによって1滴量が変化することもほとんどありません．最後に，③ 点眼の手技についてですが，点眼する角度によっても1滴量が変化することがわかっています（**図**）．

　高齢者の場合，顎を上げて上を向いて点眼することがむずかしく，点眼角度がバラバラとなる傾向があります．また，容器を押す力の強弱（点眼スピード）によっても1滴量は変化します．今後は，このような患者の点眼角度や点眼スピード，製品に関係なく，1滴量が一定し（理想は約25μL），1滴のみの点眼（強く押しても，2滴，3滴と連続して点眼されない）が可能な容器構造のさらなる工夫が求められています．

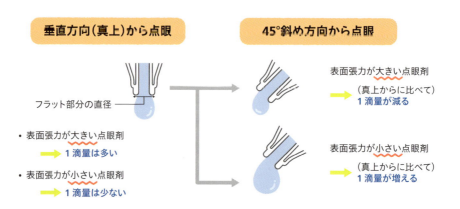

図　表面張力による点眼剤の1滴量の違いと傾けたときの変化

（河嶋洋一）

ハマゾン.co.jp

Hamazon.co.jp誕生！　過去・現在・未来，貴方を魅惑に満ちた雑学の世界へ誘います！？

本　眼の誕生

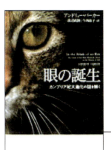

眼の誕生
——カンブリア紀大進化の謎を解く
アンドリュー・パーカー 著
渡辺政隆／今西康子 訳
A6判，384頁
定価（本体2,200円＋税）
草思社，2006年
★★★★★

40億年前に誕生した生命は，5億4,300万年前に，突如として爆発的に進化した．一体なぜ，生物は爆発的に進化したのか？　その謎を解く鍵は「眼」にあった．そこには驚きの新仮説が…．

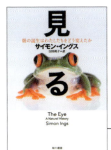

見る
——眼の誕生はわたしたちをどう変えたか
サイモン・イングス 著
吉田利子 訳
四六判，450頁
定価（本体2,730円＋税）
早川書房，2009年
★★★★★

19世紀，死者の網膜には像が残る（オプトグラム）と言われ，殺人事件の捜査で眼球の写真が撮られました．眼には，想像以上の物語があります．眼と「見ること」のすべてを探ります．

　40億年前に誕生した生命は，34億年という途方もない時をかけて，クラゲやカイメンに進化しました．ところが，5億4,300万年前，突如として爆発的な進化を遂げ，わずか500万年間という短期間に，現存する38，すべての動物門が出揃いました．有名な「カンブリア紀の大爆発」です．それ以前の地層からは化石が見つからないのに，なぜ急に出現したのか？　進化史上，最大の謎の答えが，「眼の誕生」です．カンブリア紀初頭，三葉虫が最初の眼をもちました．これにより，すべては一変．眼のない生物は，ぶつかったら喰うという受動的な捕食でした．しかし，眼の誕生により熾烈な弱肉強食社会が始まり，鋭い爪や歯をもったり，素早く逃げたり，堅い殻で身を覆ったり，喰われる以上に繁殖したりと，多種多様な生存戦略が生まれました．レーダーの発明が戦争を一変させたように，眼が脳を発達させ，淘汰圧として進化を加速させたのです．古生物学者のアンドリュー・パーカーが提唱する光スイッチ説です．

　では，眼の誕生は私たちをどう変えたのでしょうか．視覚は，網膜の桿体細胞にあるロドプシンが光により拡大／収縮することで感じます．そのルーツは，植物の光合成遺伝子にあります．生物は光を色として認識しますが，色は脳に映し出された幻想にすぎません．人は有害な紫外線を水晶体や黄斑部の色素でカットしますが，昆虫は紫外線も利用します．このため人が見ている花と昆虫の見る花は色彩が異なります．オフィリス属のランの花は，雌のハチに色や形を擬態させています．雄バチは交尾しようとして花粉を運ばされる羽目になります．

　光を一点に集束させると，燃えあがるほどの威力を発揮します．古代ローマ人は太陽光を金属の盾で反射させるヘリオグラフを考案しました．アマゾン川に棲むエンゼルフィッシュは身体をくねらせ，鏡のような鱗に光を集め，敵の眼を反射光で潰します．ウサギの眼は全方向をキャッチできますが，それは霧がかかった半盲の世界です．何かを注視しているとき，眼は1秒の3分の1の速さでサッカード（高速眼球運動）します．この動きを止めると，静止画像は消えてしまいます．小鳥は眼の代わりに頭を動かし，ハエトリグモは網膜を動かします．極めつけは，「見えないゴリラ」の話．バスケットチームの試合中，コートを横切るゴリラの姿に半数の人は気が付きません（見えているのに！）．その昔，蛇には人と同じような瞼がありました．常に砂を吹きられているうちに，瞼は眼にくっ付いて透明になったとか．まさに眼から鱗の連続です．

浜田康次

要点整理！ 点眼剤の薬学管理

1 点眼剤による薬物療法が必要な疾患

「点眼」をdrug delivery systemの一つと位置づければ，その最もよい適応が，直接的に薬剤が病巣に到達できる角膜や結膜の疾患です．点眼剤は角膜を通過するため，虹彩や毛様体・線維柱帯付近に異常を生じるぶどう膜炎や，眼圧下降を要する緑内障などにも点眼剤は奏効します．一方，点眼剤は硝子体や網脈絡膜などの後眼部には到達しません．すなわち，**点眼剤による治療は前眼部，中間透光体の疾患および緑内障に対し適応**となります．なお，放射線同位元素を用いた動物実験で，点眼剤は角膜を通過して前房に入ることが明らかにされています．ごく一部は，眼球の外壁に沿って眼球後方に至ります[1]．

感染性結膜炎

麦粒腫，涙嚢炎，角結膜炎に対し抗菌点眼剤が使用されます．菌種により使用薬は異なり，グラム陽性球菌にはセフェム系，フロオロキノロン系抗菌点眼剤が，グラム陰性桿菌にはアミノグリコシド系，フロオロキノロン系抗菌点眼剤が使われます．

コンタクトレンズの不適切な使用，ステロイド薬の使用，手術後など抵抗力が減弱した状態（compromised host）では，真菌やアカントアメーバなどの常在菌や弱毒菌による角結膜炎がみられることがあります．真菌には，まずピマリシン点眼液を使いますが，糸状型（フザリウム，アスペルギルス）にはアムホテリシンBなどの点滴注射剤を点眼剤に調整して用いられることもあります．性病の一つであるクラミジアは宿主細胞に侵入，封入体を形成し結膜炎を発症しますが，これに対してはオフロキサシン眼軟膏を1日5回点入します．

単純ヘルペスウイルスⅠ型は角膜炎を発症します．抗ヘルペス薬であるアシクロビル眼軟膏が治療に用いられます．実質型ヘルペス角膜炎に対しては，ステロイド点眼剤や経口剤を併用することがあります．

流行性角結膜炎，急性出血性結膜炎，咽頭結膜熱などのウイルス性結膜炎は強い感染力を示し，院内感染を引き起こすこともあります．現在，ウイルスに奏効する点眼剤はなく，感染拡大の防止と対症治療が主体となります．

使用時のポイント

- 近年，衛生環境が改善し感染性結膜炎は減少しましたが，**コンタクトレンズ使用による障害は軽視できません**．また，抗菌点眼剤への耐性を獲得した細菌が増加しており，抗菌薬の適正使用は喫緊の課題となっています．
- 感染性結膜炎に対しては，病型・重症度により1日10回に及ぶ頻回点眼が必要になります．

アレルギー性結膜炎

　アレルギー性結膜炎は即時型アレルギーにより充血・眼脂・腫脹，かゆみなどを生じます．即時型は抗原侵入後，30分前後で生じる**即時相**（特異的IgE抗体とマスト細胞の反応）と6〜24時間後に生じる**遅発相**（好酸球および2型ヘルパーT細胞が主体の炎症反応）からなり，マスト細胞の脱顆粒の抑制あるいは，ヒスタミンの作用を抑制する抗アレルギー点眼剤が処方されます．春季カタルには免疫抑制点眼剤（シクロスポリン，タクロリムス）やステロイド点眼剤が使用されます．

使用時のポイント

- **アレルギー点眼剤は内科・耳鼻科などでも処方されることが少なくありません**．ごく一部の患者では抗アレルギー点眼剤に対するアレルギーを認めることがあり，注意を要します．
- 通常，1日4〜5回使用しますが，症状が軽ければ点眼回数を減らします．
- ステロイド点眼剤を処方した際は，眼圧上昇に対する管理が必要です．

白内障

　水晶体の混濁を来す水晶体タンパク質の変性防止や抗酸化作用のため，ピノレキシン（カタリン®）やグルタチオン（タチオン®）が点眼として用いられます．

使用時のポイント

- 最近では手術技術が進歩したため，点眼剤は補助的な使用にとどまります．

ドライアイ

ドライアイはさまざまな要因による涙液および角膜上皮の慢性疾患をいいます．ガーゼマスクやドライアイ用めがねなどにより乾燥を防ぎますが，涙液の質的・量的改善のために点眼剤が積極的に使用されます．

角膜保護作用を有するコンドロイチン硫酸エステルナトリウムやビタミンB_2の補給のためフラビタン®の点眼も有用です．しかし，粘弾性や保水性，創傷治癒への関与により治療効果を発揮するヒアルロン酸ナトリウムが多く用いられ，最近では結膜上皮および杯細胞の受容体に作用し，結膜上皮からは水分，杯細胞からムチンの分泌を亢進するジクアソホルナトリウムやムチンの増加に加え角結膜上皮障害の修復，炎症の抑制効果を示すレバミピドが臨床使用され奏効しています．

🧴 使用時のポイント

- ドライアイは季節や気候により影響を受けます．そこで，点眼回数も自覚症状に応じ，また，タイミングを見計らい増減します．最多で1日7〜8回程度でしょうか．
- ドライアイでは角膜上皮が刺激に弱くなるため，点眼剤中の防腐剤の障害性が問題になります．防腐剤非含有の点眼剤（ヒアレイン®ミニなど）も重用されています．

ぶどう膜炎

ぶどう膜炎は充血・眼痛，羞明（しゅうめい）などの自覚症状もあり，炎症の有無の診断は比較的容易ですが，病型が多岐にわたるため鑑別診断は困難です．原疾患（ヘルペス，梅毒など）の治療を行い，また，ベーチェット病，原田病，サルコイドーシスなどに対しては免疫抑制薬やステロイド薬を全身投与します．一方，虹彩炎に対しては点眼治療が主体となり，ステロイド薬の頻回点眼や虹彩の癒着防止のため散瞳薬が使われます．

🧴 使用時のポイント

- ステロイド点眼の使用時には，眼圧上昇に対する管理が必要です．

緑内障

眼圧下降にとどまる現在の緑内障治療のなかで，緑内障点眼剤は治療手段として重要な位置を占めています．その作用機序はさまざまですが，**①房水の産生抑制，②房水の排出促進により眼圧を下降**します．

緑内障点眼薬のうち，β遮断薬および炭酸脱水酵素阻害薬（CAI）は，毛様体やその周囲の組織に分布している自律神経や酵素に作用し，眼圧を下降させます．

また，房水流出路は線維柱帯流出路（主経路；conventional outflow）とぶどう膜流出路（副経路；uveoscleral outflow）があります（→p.9，図1）．線維柱帯流出路に作用し，房水流出を改善する薬物は，副交感神経刺激薬（ピロカルピン），交感神経刺激薬（αβ刺激薬，α_2刺激薬）ならびにRho阻害薬です．一方，ぶどう膜流出路に対して作用し，房水流出を改善する薬物の代表は，プロスタグランジン関連薬（PG）とα_1遮断薬です．

閉塞隅角緑内障

治療の主体は閉塞した隅角の外科的解除になりますが，隅角を開大し眼圧を下降するサンピロ®点眼液も用いられます．

開放隅角緑内障

開放隅角緑内障は隅角は開大しており，点眼治療が第一選択です．さまざまな作用機序の点眼剤が上市されています（**図1**）．

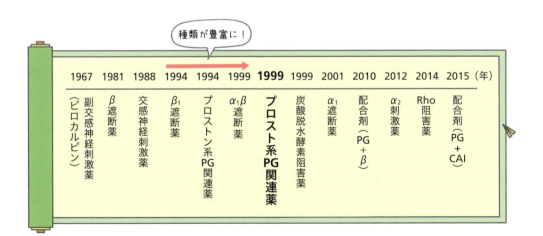

図1　日本での上市年代順の緑内障点眼剤の種類
世界初の緑内障点眼剤であるピロカルピンは1870年代後半に開発された．その後，β遮断薬の開発まで約100年間を要した．1999年以後，プロスト系PG関連薬の上市を始めとして多くの緑内障点眼剤が使用可能となっている．

● **プロスタグランジン関連点眼剤(PG)**：現在，もっとも多く使用されています．眼圧下降力に優れ，一方，全身性の副作用は少ないです．PGは房水流出改善により①病型(開放隅角緑内障，閉塞隅角緑内障，続発緑内障など)を問わず眼圧下降効果を示し，②終日眼圧下降効果が持続するなどの特徴を有します．しかし，長期使用により睫毛伸長・増加，眼瞼色素沈着・上眼瞼溝深化などが少なからず発症するため，点眼時の眼瞼ケアが必要です．

● **β遮断薬**：40年に近い臨床使用経験があり，確実な眼圧下降力を有し，縮瞳や結膜充血などの局所副作用は少ないことから現在も頻用されています．眼圧下降効果は点眼後約12時間のため1日2回の点眼が必要ですが，薬剤の眼内移行性を向上させ1日1回の使用とした点眼剤も使用可能です．β受容体は全身に分布し呼吸・脈拍などを制御するため，房室ブロックや気管支喘息などに対して非選択性β遮断薬の投与は禁忌です．

● **αβ刺激薬**：眼圧下降効果に比し，結膜充血などが強く血圧上昇，頻脈なども来すため症例を選んで処方します．

● **α₁遮断薬**：房水流出改善作用に加え，眼内循環の改善作用の報告があります．眼圧下降作用はβ遮断薬よりも弱いですが，心血管系および呼吸器系に対しての副作用は多くありません．

● **α₂刺激薬**：房水産生抑制および房水流出促進により眼圧を下降させます．臨床試験に基づく神経保護効果の報告が散見されます．まれにめまいや眠気の自覚がありまた，アレルギー性の結膜炎や眼瞼炎が見られ，使用中止に至ることがあります．

アプラクロニジン(アイオピジン®UD点眼液)は眼圧下降力は良好ですが，薬剤耐性やアレルギー性反応の発症頻度が高く緑内障レーザー治療後の一過性眼圧上昇に対し限定的に用いられています．

● **炭酸脱水酵素阻害薬(CAI)**：炭酸脱水酵素阻害作用により眼圧は下降します．CAIによる眼圧下降効果はβ遮断薬のチモロールと同等ですが，添加剤の影響による刺激感やベタベタ感，霧視がみられます．

● **Rhoキナーゼ阻害薬**：主経路を介し房水流出を促進します．作用機序が従来の点眼のいずれとも異なるため相加的効果が期待できます．点眼後，一過性の結膜充血が70％以上に見られます．

● **配合剤**：現在6種類の緑内障配合剤(有効成分を2種類以上含有する医薬品)点眼剤が承認されています．PG＋チモロールの配合剤は点眼回数が1日1回となるため，点眼回数が減少しますが，CAI＋チモロールの点眼液では点眼回数は2回であり，その眼圧下降効果はそれぞれの相加分とほぼ同等とされます．

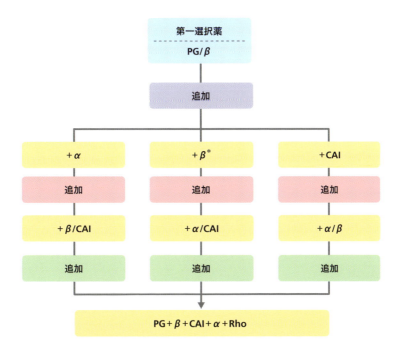

図2 緑内障点眼薬の処方
PG：プロスタグランジン関連点眼剤，α：α₁遮断薬・α₂刺激薬，β：β遮断薬，CAI：炭酸脱水酵素阻害薬，Rho：Rhoキナーゼ阻害薬
＊：第一選択にPGを選んだ場合のみ

(文献2より改変)

使用時のポイント

- 個々の症例における眼圧下降目標（目標眼圧）を設定して点眼1剤から開始し，必要があれば点眼を増やしていきます．現在，第一選択の位置はPG関連薬あるいはβ遮断薬が占めており，第二選択以降としては炭酸脱水酵素阻害薬やα₂刺激薬，Rhoキナーゼ阻害薬などが用いられます（**図2**）．

- 緑内障は慢性進行性疾患であるため，点眼治療も長期にわたり，その継続性（アドヒアランス）が治療効果を大きく左右します．一方，**複数，特に3剤以上の点眼剤使用はアドヒアランスを阻害されやすい**とされています．

- 緑内障点眼剤はその眼圧下降持続時間に基づいて点眼回数が設定されています．そこで，**点眼時刻を一定化することが必要**です．

- 点眼剤を1滴，正確に眼表面に点入するのは，内服薬の服用などに比べ困難です．一方，その**効果・副作用・経済性などから点眼は1滴で十分**であり，点眼操作の確認が重要となります．

- 緑内障点眼剤は毎日，長期にわたり使用するため，その**継続性の担保が他の点眼剤に比べ**

重要です．例えば，ピロカルピン点眼剤は縮瞳による暗黒感や近視化などを来たすため日常生活への影響が大きく継続使用が困難であるとされています．

眼精疲労

「疲れ目」とよばれ不定愁訴であることが多く，ビタミンBを含有した点眼剤（サンコバ®，フラビタン®）などが処方されます．しかし，IT眼症，ドライアイ，緑内障あるいは斜視など眼疾患の有無の鑑別や，耳鼻科疾患，頭蓋内疾患の検索，さらに，過矯正，低矯正，屈折の左右差をはじめとする不適正な眼鏡装用などについての確認も求められます．

使用時のポイント

- 他疾患の発症などの確認のため，点眼剤処方後も主訴の消長に対する配慮が必要です．

吉川 啓司

精神科 薬物療法マニュアル

監修
　一般社団法人 日本病院薬剤師会
編集
　一般社団法人 日本病院薬剤師会精神科専門薬剤師部門試験委員会

精神疾患と向精神薬の臨床知識を基本からマスターできる！

"精神科専門医および精神科専門薬剤師が中心となり解説した「精神科薬物療法」の入門書．薬剤師に必要な精神疾患の臨床医学的知識，向精神薬の薬理学，また，その使い方および薬学管理の基本を初歩から学ぶことができる一冊．精神科薬物療法認定薬剤師を目指す薬剤師は必読．

● B5判　326頁　● 定価（本体3,500円+税）　● ISBN 978-4-525-77391-5　● 2018年7月発行

詳しくはWebで

 南山堂　〒113-0034　東京都文京区湯島4-1-11　URL http://www.nanzando.com
　　　　　TEL 03-5689-7855　FAX 03-5689-7857（営業）　E-mail eigyo_bu@nanzando.com

要点整理！点眼剤の薬学管理

2 点眼剤の薬学管理ファイル

　点眼剤は眼球へ直接投与され，内服薬よりも速効性があり，非常に高い効果が期待できる剤形です．しかし，同効果をもつ点眼剤であっても，薬剤の組織移行性や作用機序，副作用発現率など特徴があるため，これらを把握して患者に点眼指導を行う必要があります．ここでは主な点眼剤の情報をコンパクトにまとめました．

緑内障治療薬

　緑内障治療薬の緑内障診療ガイドライン（**表1**）[1]における位置づけと作用機序（**図1**）を示します．

　複数の点眼薬を短い間隔で続けて点眼すると直前の薬液が洗い流されてしまう可能性があるため，多くの点眼薬の添付文書には5分以上間隔をあけることとされているのはよく知られています．これは，点眼5分後に涙液中薬物濃度は点眼直後の約50％程度まで低下することが根拠となっています[2]．なお，チモプトール®XE，ミケラン®LAなど懸濁製剤，粘性を高めた製剤はさらに長時間の間隔が必要となっているため，添付文書を確認しましょう．

　また，ベンザルコニウム塩化物（BAC）はコンタクトレンズを変色させることがあるため，コンタクトレンズを装用している場合は点眼前にレンズを外し，点眼15分以上経過してから，再装用することを伝えましょう．

表1　緑内障治療薬の緑内障診療ガイドラインにおける位置づけ

第一選択薬	・プロスタグランジン（PG）関連薬 ・β遮断薬
第二選択薬	・炭酸脱水酵素阻害薬 ・α₂刺激薬 ・Rhoキナーゼ阻害薬（ROCK阻害薬） ・α₁遮断薬 ・イオンチャネル開口薬 ・交感神経非選択性刺激薬 ・副交感神経刺激薬

（文献1より作成）

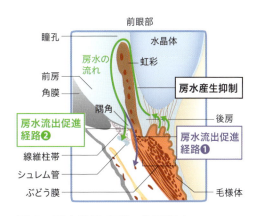

図1　緑内障治療薬の作用機序

プロスタグランジン関連薬

緑内障治療薬においては，同じ薬理学的作用をもつ薬剤の併用は相乗効果が期待できないため，推奨されない．プロスタグランジン関連薬も例外ではないが，これに加えて，プロスタグランジン関連薬同士の使用により眼圧上昇の報告があることも，推奨されない理由の一つとしてあげられる．

薬価

キサラタン®（605.70/mL）が最も安く，ルミガン®（910.00/mL），タプロス®（945.30/mL），トラバタンズ®（963.10/mL）の順に高い*．
*：2018年8月29日現在の薬価による．

副作用

- 高頻度に結膜充血，睫毛多毛，虹彩・眼瞼色素沈着が発現する．
- 眼瞼色素沈着はメラニンの増加によるもので，投与継続により次第に増加すること，使用を中止しても進行を止めるだけで不可逆的であるため，予防のため，投与の際の薬液が眼瞼皮膚等に付着した場合はよく拭き取るか，洗顔するよう指導する．薬剤により頻度報告に差がある．
- インターネットなどでは睫毛育毛目的でプロスタグランジン関連薬が販売されている．自己判断で使用していると眼瞼色素沈着などの副作用に気付けない可能性があるため，そのような患者がいた場合はすぐに中止を促し，眼科への診察を勧める必要がある．

▶ キサラタン® 点眼液 0.005%

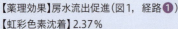

【一般名】ラタノプロスト
【pH】6.5〜6.9
【浸透圧比】約1
【用法】1日1回
【BACの有無】あり
【保存方法】2〜8℃，遮光
【薬理効果】房水流出促進（図1，経路❶）
【虹彩色素沈着】2.37%
【備考】
- 点眼後，一時的に霧視があらわれることがあるため，症状が回復するまで機械類の操作や自動車などの運転には従事させないよう注意すること．
- 開封後は専用の袋に入れ，室温（1〜30℃）で保存することもできる．

▶ トラバタンズ® 点眼液 0.004%

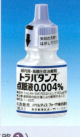

【一般名】トラボプロスト
【pH】約5.7
【浸透圧比】0.9〜1.1
【用法】1日1回
【BACの有無】なし
【保存方法】1〜25℃
【薬理効果】房水流出促進（図1，経路❶）
【虹彩色素沈着】7.3%
【備考】
- 点眼後，一時的に霧視があらわれることがあるため，症状が回復するまで機械類の操作や自動車などの運転には従事させないよう注意すること．
- 角膜上皮障害を起こしにくいとの報告[3]がある．

▶ タプロス® 点眼液 0.0015%

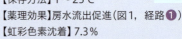

【一般名】タフルプロスト
【pH】5.7〜6.3
【浸透圧比】1.0〜1.1
【用法】1日1回
【BACの有無】あり
【保存方法】室温保存
【薬理効果】房水流出促進（図1，経路❶）
【虹彩色素沈着】8.1%
【備考】
- 点眼後，一時的に霧視があらわれることがあるため，その症状が回復するまで機械類の操作や自動車などの運転には従事させないよう注意すること．
- 刺激性注意．

▶ タプロス® ミニ点眼液 0.0015%

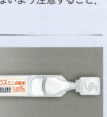

【一般名】タフルプロスト
【pH】5.7〜6.3
【浸透圧比】0.9〜1.1
【用法】1日1回
【BACの有無】なし
【保存方法】2〜8℃，アルミピロー包装開封後は遮光．2〜8℃で1年以内，室温では1ヵ月以内に使用．

【薬理効果】房水流出促進（図1, 経路❶）
【虹彩色素沈着】8.1%
【備考】
- 点眼後、一時的に霧視があらわれることがあるため、その症状が回復するまで機械類の操作や自動車などの運転には従事させないよう注意すること.
- 保険給付上の注意：①BACに対し過敏症またはその疑いがある患者、②角膜上皮障害を有する患者にしか使用できない.
- 使用の際は、最初の1～2滴は点眼せずに捨てるよう伝えること（開封時の容器破片除去のため）.
- 1回使い捨ての製剤であるので、使用後の残液は廃棄すること.

▶ ルミガン® 点眼液 0.03%

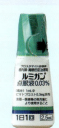

【一般名】ビマトプロスト
【pH】6.9～7.5
【浸透圧比】約1
【用法】1日1回
【BACの有無】あり
【保存方法】室温保存
【薬理効果】房水流出促進（図1, 経路❶）
【虹彩色素沈着】12.38%
【備考】点眼後、一時的に霧視があらわれることがあるため、症状が回復するまで機械類の操作や自動車などの運転には従事させないよう指導すること.

β遮断薬

非選択性β遮断薬

使用上の注意
全身性作用が問題となるため、肺高血圧による右心不全や、うっ血性心不全などのβ受容体遮断により悪化する疾患に対しては慎重投与.

相互作用
β遮断作用をもつ薬剤は、β遮断効果が重複するため併用注意. また、他の降圧薬との併用も注意.

▶ チモプトール® 点眼液 0.25%/0.5%

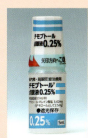

【一般名】チモロール
【pH】6.5～7.5
【浸透圧比】約1
【用法】1日2回
【BACの有無】あり
【保存方法】室温保存, 遮光
【薬理効果】房水産生抑制
【相互作用】チモプトール®はCYP2D6により代謝されるため、SSRIなどのCYP2D6阻害作用を有する薬剤との併用は注意する.
【備考】刺激性注意

▶ チモプトール® XE 点眼液 0.25%/0.5%

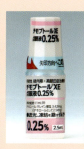

【一般名】チモロール
【pH】6.5～7.5
【浸透圧比】0.9～1.1
【用法】1日1回
【BACの有無】なし
【保存方法】室温保存, 遮光, 凍結を避ける
【薬理効果】房水産生抑制
【相互作用】チモプトール®と同様である.
【備考】
- 霧視またはべたつきが数分間持続することがあるため、患者に十分説明し、注意させる.
- 涙液中のNaと反応してゲル化することにより滞留性を向上する.

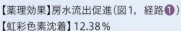

▶ ミケラン® 点眼液 1%/2%

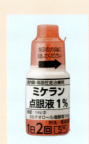

【一般名】カルテオロール
【pH】6.2〜7.2
【浸透圧比】約1
【用法】1日2回
【BACの有無】あり
【保存方法】室温保存，外箱開封後は遮光
【薬理効果】房水産生抑制

▶ ミケラン®LA 点眼液 1%/2%

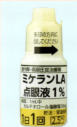

【一般名】カルテオロール
【pH】6.2〜7.2
【浸透圧比】約1
【用法】1日1回
【BACの有無】あり
【保存方法】室温保存，アルミピロー開封後は遮光
【薬理効果】房水産生抑制
【備考】粘性を高めることにより滞留性を向上．

β₁選択性β遮断薬

β₁選択性のため，呼吸器系・心血管系に対する影響が少ない薬剤である[4]．

主な副作用
他のβ遮断薬同様，全身性作用が問題になる．

相互作用
β遮断作用をもつ薬剤は，β遮断効果が重複するため併用注意．また，他の降圧薬との併用も注意．

▶ ベトプティック® 点眼液 0.5%

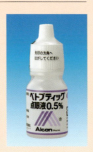

【一般名】ベタキソロール
【pH】6.1〜7.7
【浸透圧比】0.85〜1.25
【用法】1日2回，適宜増減
【BACの有無】あり
【保存方法】室温保存
【薬理効果】房水産生抑制
【主な副作用】点眼時の不快感，眼痛．
【備考】刺激性注意．

▶ ベトプティック®エス 懸濁性点眼液 0.5%

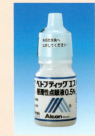

【一般名】ベタキソロール
【pH】7.0〜7.8
【浸透圧比】0.9〜1.2
【用法】1日2回，適宜増減
【BACの有無】あり
【保存方法】室温保存
【薬理効果】房水産生抑制
【備考】
- 刺激性注意．
- 使用時キャップを閉じたままよく振ってから点眼する．
- 眼刺激を軽減することによる使用感の改善が確認されている[5]．

αβ遮断薬

▶ ハイパジールコーワ 点眼液 0.25%

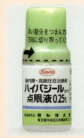

【一般名】ニプラジロール
【pH】6.5〜7.5
【浸透圧比】0.9〜1.1
【用法】1日2回
【BACの有無】あり
【保存方法】室温保存，遮光
【薬理効果】房水流出促進（図1，経路❶），房水産生抑制
【使用上の注意】全身性作用が問題となるため，肺高血圧による右心不全や，うっ血性心不全などのβ受容体遮断により悪化する疾患に対しては慎重投与．
【相互作用】β遮断薬との併用はβ遮断効果が重複するため，併用注意．また，他の降圧薬との併用も注意．

炭酸脱水酵素阻害薬

緑内障治療に用いられる炭酸脱水酵素阻害薬は，スルホンアミド骨格を有している．同じスルホンアミド骨格をもつ抗菌薬は，薬物過敏症反応を引き起こす原因薬剤と考えられている[6]．

一方，炭酸脱水酵素阻害薬は，チアジド系利尿薬，スルホニル尿素系糖尿病薬過敏症反応の既往のある患者における交叉反応が否定的である[7]．しかし，過敏症反応の可能性はゼロではないため，これを念頭においての，患者の使用状況の確認は必要である．

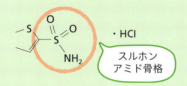

禁忌
主に腎より排泄されるため，重篤な腎障害患者へは禁忌．

相互作用
内服の炭酸脱水酵素阻害薬との併用による作用の重複に注意．

▶ **トルソプト® 点眼液** 0.5%／1%

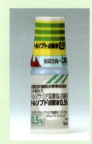

- 【一般名】ドルゾラミド
- 【pH】5.5～5.9
- 【浸透圧比】約1
- 【用法】1日3回
- 【BACの有無】あり
- 【保存方法】室温保存
- 【薬理効果】房水産生抑制
- 【備考】刺激性注意．

▶ **エイゾプト® 懸濁性点眼液** 1%

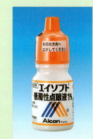

- 【一般名】ブリンゾラミド
- 【pH】約7.5
- 【浸透圧比】0.9～1.2
- 【用法】1日2～3回
- 【BACの有無】あり
- 【保存方法】室温保存
- 【薬理効果】房水産生抑制
- 【備考】点眼後，一時的に目がかすむことがあるので，機械類の操作や自動車などの運転には注意させること．

非選択性交感神経刺激薬

▶ **ピバレフリン® 点眼液** 0.04%／0.1%

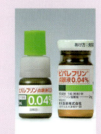

- 【一般名】ジピベフリン
- 【pH】4.5～5.5
- 【浸透圧比】1.0～1.2
- 【用法】1日1～2回
- 【BACの有無】あり
- 【保存方法】室温保存
- 【薬理効果】房水流出促進（図1，経路❶＋❷），房水産生抑制
- 【主な副作用】
  - 交感神経刺激薬であり，全身性の副作用があるため，血圧上昇が問題となる疾患をもつ患者への使用は注意．
  - 散瞳および調節麻痺を起こすことがある．羞明，霧視などを感じた場合は症状が回復するまでは自動車運転など危険を伴う機械類の操作は従事しない．
  - サングラスの着用，太陽光や強い光を直接見ないようにするなど，散瞳対策について十分な説明を行う．
- 【相互作用】チモロール，MAO阻害薬，三環系および四環系抗うつ薬
- 【備考】使用開始時，乾燥粉末製剤と溶解液を溶解する．溶解後は1ヵ月以内に使い切る．最近の使用頻度は低い．

α₂刺激薬

▶ **アイファガン® 点眼液** 0.1%

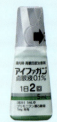

【一般名】ブリモニジン
【pH】6.7〜7.5
【浸透圧比】約1
【用法】1日2回
【BACの有無】なし
【保存方法】室温保存
【薬理効果】房水流出促進（図1，経路❶），房水産生抑制
【主な副作用】
- 結膜炎の頻度が8.56％と高く，投与開始の際に十分な説明を行い，該当症状がある場合はすぐに受診するよう指導する．
- 全身性作用により，血圧低下などを引き起こす可能性がある．

【相互作用】降圧薬，中枢神経抑制薬，MAO阻害薬
【備考】
- 眠気，めまい，霧視などを起こすことがあるので，本剤投与中の患者には，自動車の運転など危険を伴う機械の操作に従事する場合は注意させること．
- 他の薬剤からの変更および新規追加として用いられる．

Rhoキナーゼ阻害薬

▶ **グラナテック® 点眼液** 0.4%

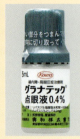

【一般名】リパスジル
【pH】5.0〜7.0
【浸透圧比】約1
【用法】1日2回
【BACの有無】あり
【保存方法】室温保存
【薬理効果】房水流出促進（図1，経路❷）
【主な副作用】
結膜炎（10.7％），結膜充血（69.0％），眼瞼炎（10.3％）．
【備考】他の薬剤からの変更および新規追加として用いられる．

副交感神経刺激薬

▶ **サンピロ® 点眼液** 0.5％／1％／2％／3％／4％

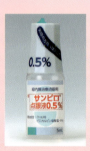

【一般名】ピロカルピン
【pH】4.4〜5.5
【浸透圧比】1.1〜1.5
【用法】1日3〜5回
【BACの有無】なし
【保存方法】室温保存
【薬理効果】房水流出促進（図1，経路❷）
【主な副作用】
- 副交感刺激薬による全身性作用により気管支喘息患者の症状の悪化が予想されるため，慎重投与する．
- 縮瞳や調節痙攣が回復するまでは自動車運転など危険を伴う機械類の操作は従事させない．

α₁遮断薬

▶ デタントール® 点眼液 0.01％

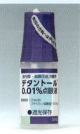

【一般名】ブナゾシン
【pH】5.5～6.5
【浸透圧比】0.9～1.1
【用法】1日2回
【BACの有無】あり
【保存方法】室温保存，遮光
【薬理効果】房水流出促進（図1，経路❶）
【備考】
- 刺激性などの発現率は低い．霧視は一時的なものではあるが，症状が回復するまでは自動車運転など危険を伴う機械類の操作は従事させない．
- 術中虹彩緊張低下症候群（IFIS）は虹彩の緊張低下により白内障手術時の難易度，および合併症のリスクが高まる（α₁受容体遮断薬投与中もしくは投与経験のある患者においてIFISが起こる可能性があるため，白内障手術前においては休薬などの措置を講ずる）．

イオンチャネル開口薬

▶ レスキュラ® 点眼液 0.12％

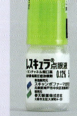

【一般名】イソプロピル ウノプロストン
【pH】5.0～6.5
【浸透圧比】0.9～1.1
【用法】1日2回
【BACの有無】あり
【保存方法】室温保存，遮光
【薬理効果】房水流出促進（図1，経路❶＋❷）
【備考】
- 刺激性注意．
- 刺激性の報告頻度はプロスタグランジン関連薬と同等．結膜症状などの報告頻度は少なく，症例数が一定ではないため一概には言えないが，他のプロスタグランジン関連薬と比較して副作用報告の頻度は低いため，使用しやすい薬剤と言える．

配合剤

プロスタグランジン関連薬＋非選択性β遮断薬

▶ ザラカム® 配合点眼液

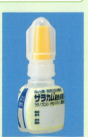

【一般名】ラタノプロスト，チモロール
【pH】5.8～6.2
【浸透圧比】約1
【用法】1日1回
【BACの有無】あり
【保存方法】
2～8℃，遮光．開封後は，専用の袋に入れ，光を避けて室温（1～30℃）で保存もできる．
【薬理効果】房水流出促進（図1，経路❶），房水産生抑制
【備考】
- 点眼後，一時的に霧視があらわれることがあるため，症状が回復するまで機械類の操作や自動車などの運転には従事させないよう注意すること．
- 刺激性注意．
- インタビューフォームでは30℃暗所では外観，含量などに変化は認められなかった．

▶ ミケルナ® 配合点眼液

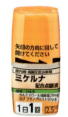

【一般名】ラタノプロスト，カルテオロール
【pH】6.0～6.7
【浸透圧比】0.9～1.2
【用法】1日1回
【BACの有無】なし
【保存方法】室温保存
【薬理効果】房水流出促進（図1，経路❶），房水産生抑制
【備考】点眼後，一時的に霧視があらわれることがあるため，症状が回復するまで機械類の操作や自動車などの運転には従事させないよう注意すること．

▶ デュオトラバ® 配合点眼液

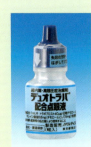

【一般名】
トラボプロスト，チモロール
【pH】6.5〜7.0
【浸透圧比】0.9〜1.1
【用法】1日1回
【BACの有無】なし
【保存方法】室温保存，遮光
【薬理効果】房水流出促進（図1，経路❶），房水産生抑制
【備考】点眼後，一時的に霧視があらわれることがあるため，症状が回復するまで機械類の操作や自動車などの運転には従事させないよう注意すること．

▶ タプコム® 配合点眼液

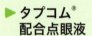

【一般名】
タフルプロスト，チモロール
【pH】6.7〜7.2
【浸透圧比】1.0〜1.1
【用法】1日1回
【BACの有無】あり
【保存方法】室温保存，遮光
【薬理効果】房水流出促進（図1，経路❶），房水産生抑制
【備考】点眼後，一時的に霧視があらわれることがあるため，その症状が回復するまで機械類の操作や自動車などの運転には従事させないよう注意すること．

炭酸脱水酵素阻害薬＋非選択性β遮断薬

禁忌
主に腎より排泄されるため，重篤な腎障害患者へは禁忌．

相互作用
チモプトール®（→p.83），炭酸脱水酵素阻害薬（→p.85）参照．

▶ コソプト® 配合点眼液

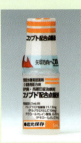

【一般名】ドルゾラミド，チモロール
【pH】5.5〜5.8
【浸透圧比】0.95〜1.25
【用法】1日2回
【BACの有無】あり
【保存方法】室温保存，遮光
【薬理効果】房水産生抑制
【備考】刺激性注意．

▶ コソプト® ミニ 配合点眼液

【一般名】ドルゾラミド，チモロール
【pH】5.5〜5.8
【浸透圧比】0.95〜1.25
【用法】1日2回
【BACの有無】なし
【保存方法】室温保存，アルミピロー包装を開封後も遮光，1年以内に使用
【薬理効果】房水産生抑制
【備考】
- 刺激性注意．
- 保険給付上の注意点についてはタプロス®ミニ（→p.82）参照．

▶ アゾルガ® 配合 懸濁性点眼液

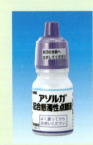

【一般名】ブリンゾラミド，チモロール
【pH】6.7〜7.7
【浸透圧比】0.9〜1.2
【用法】1日2回
【BACの有無】あり
【保存方法】室温保存，遮光
【薬理効果】房水産生抑制

ドライアイ治療薬

　ドライアイ治療薬は，治療対象によって使用薬剤が異なります（**図2**）[8]．また，防腐剤に使用されているBACの注意点は前述（→p.50）の通りです．コンタクトレンズを使用する患者にBAC含有の点眼剤を用いる場合，非含水性ソフトコンタクトレンズ（最近では使用が減少），1Day，ハードコンタクトレンズならば吸着率が少ないため使用可能です．

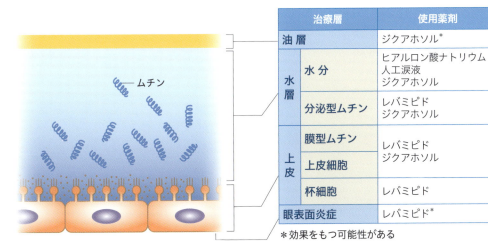

図2 眼表面の層別治療（TFOT）

（文献8を参考に作成）

治療層		使用薬剤
油層		ジクアホソル*
水層	水分	ヒアルロン酸ナトリウム 人工涙液 ジクアホソル
	分泌型ムチン	レバミピド ジクアホソル
上皮	膜型ムチン	レバミピド ジクアホソル
	上皮細胞	
	杯細胞	レバミピド
眼表面炎症		レバミピド*

＊効果をもつ可能性がある

精製ヒアルロン酸

▶ **ヒアレイン®点眼液** 0.1%/0.3%

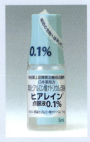

【一般名】精製ヒアルロン酸
【pH】6.0〜7.0
【浸透圧比】0.9〜1.1
【用法】1日5〜6回，適宜増減
【BACの有無】なし
【保存方法】室温保存
【薬理効果】水層における水分補充

▶ **ヒアレイン®ミニ点眼液** 0.1%/0.3%

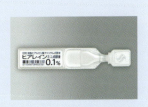

【一般名】精製ヒアルロン酸
【pH】6.0〜7.0
【浸透圧比】0.9〜1.1
【用法】1日5〜6回，適宜増減
【BACの有無】なし
【保存方法】室温保存
【薬理効果】水層における水分補充
【備考】保険給付上の注意：シェーグレン症候群またはスティーブンス・ジョンソン症候群に伴う角結膜上皮障害への使用に限定．

人工涙液

▶ 人工涙液 マイティア® 点眼液

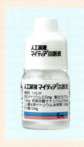

【主成分】ホウ酸, 塩化ナトリウム, リン酸水素ナトリウム水和物, 塩化カリウム, 乾燥炭酸ナトリウム
【pH】7.1〜7.7
【浸透圧比】涙液と同等のため記載なし
【用法】1日5〜6回, 適宜増減
【BACの有無】あり
【保存方法】室温保存
【薬理効果】水層における水分補充
【備考】ソフトコンタクトレンズ装用時には使用しない.

レバミピド

▶ ムコスタ® 点眼液 UD 2%

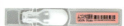

【一般名】レバミピド
【pH】5.5〜6.5
【浸透圧比】0.9〜1.1
【用法】通常, 1日4回
【BACの有無】なし
【保存方法】室温保存, アルミピロー開封後は遮光, 点眼口を上向きにして保存
【薬理効果】
- 水層における分泌型ムチン補充
- 上皮における膜型ムチン補充
- 上皮における上皮細胞補充

【備考】
- 本剤は懸濁液のため, 使用の際には, 薬剤を分散させるために, 点眼容器の下部を持ち丸くふくらんだ部分をしっかりはじくこと.
- 1回使い捨ての製剤であるため, 使用後の残液は廃棄すること.
- 点眼後, 一時的に目がかすむことがあるので, 機械類の操作や自動車などの運転には注意させる.
- 副作用として苦味が15.7%との報告あり.
- ソフトコンタクトレンズ装用時も使用可能だが, 有効成分がソフトコンタクトレンズに吸着されることがあるので違和感があればすぐに受診するよう指導する.

ジクアホソル

▶ ジクアス® 点眼液 3%

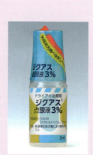

【一般名】ジクアホソル
【pH】7.2〜7.8
【浸透圧比】1.0〜1.1
【用法】通常, 1日6回
【BACの有無】なし
【保存方法】室温保存
【薬理効果】
- 油層補充（可能性がある）
- 水層における水分補充
- 水層における分泌型ムチン補充
- 上皮における膜型ムチン補充
- 角膜上皮障害改善効果

【備考】
- 刺激性注意.
- 防腐剤はクロルヘキシジングルコン酸塩であるため, ソフトコンタクトレンズ装用時でも使用可能.
- 有効成分がソフトコンタクトレンズに吸着されることはないため, ソフトコンタクトレンズ使用患者のドライアイ治療に推奨される.

抗菌点眼剤

　抗菌点眼剤は外眼部感染症に局所的に効果を発揮します．一般的な外眼部感染症としては結膜炎，眼瞼炎，涙嚢炎があり，主要原因菌は種々多様な菌です．

　感染症治療の第一は起炎菌の同定ですが，早急に同定できない場合も多々あり，症状から予想し，使用薬剤を決定します．その後起炎菌が同定されれば，それに応じた薬剤を使用します．また近年，多剤耐性菌の検出の報告頻度が増加していることも念頭において治療を進めます．他に薬剤を決定する要因としては，房水内最高濃度値（AQCmax）という眼組織内移行濃度の客観的評価指標があり，現在使用できるほとんどの抗菌点眼剤で測定されています[9-11]．

セフェム系

▶ベストロン® 点眼用 0.5%

【一般名】
セフメノキシム
【pH】6.0〜8.0
【浸透圧比】記載なし
【用法】1日4回，適宜増減
【BACの有無】なし
【保存方法】室温保存，溶解後は冷所保存
【小児などへの投与の安全性】確立されていない
【適応菌種】フルオロキノロン系薬剤に比べると適応菌種が少なく，角膜炎などで問題となる，バシラス属や，シュードモナス属をカバーできない．AQCmaxが低いため，感受性の結果が非常に良好な場合での使用が推奨される．実臨床においては，投与後症状が改善されなければ，他の系統薬剤への変更を検討．
【備考】
• 使用前に粉末剤と溶解液を溶解する．
• 溶解後は冷所保存であれば7日以内は使用可能（表2）[13]．

表2　ベストロン®の安定性

保存条件：15℃		期間		
		溶解直後	3日	7日
試験項目	性状	無色澄明	微々黄色澄明	同左
	pH	6.7	6.7	6.8
	力価残存率	100%	99.40%	96.30%

（文献13より引用）

フルオロキノロン系

　フルオロキノロン系は一般的な眼科感染症だけでなく術前の無菌化療法に用いられる．小児への使用については添付文書で安全性を確認．

AQCmax
AQCmaxは高い順に以下のようになる[9-11]．
モキシフロキサシン＞レボフロキサシン
＞ガチフロキサシン＞オフロキサシン
≒ロメフロキサシン＞トスフロキサシン
※AQCmax測定条件によりオフロキサシン以下は前後する可能性がある．

▶ タリビッド® 点眼液 0.3%

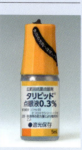

- 【一般名】オフロキサシン
- 【pH】6.0～7.0
- 【浸透圧比】0.95～1.15
- 【用法】通常，1日3回，適宜増減
- 【BACの有無】なし
- 【保存方法】遮光，室温保存
- 【小児などへの投与の安全性】記載なし

▶ クラビット® 点眼液 0.5%

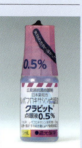

- 【一般名】レボフロキサシン
- 【pH】6.2～6.8
- 【浸透圧比】1.0～1.1
- 【用法】通常，1日3回，適宜増減
- 【BACの有無】なし
- 【保存方法】遮光，室温保存
- 【小児などへの投与の安全性】記載なし（安全性確立されており，使用可能）

▶ クラビット® 点眼液 1.5%

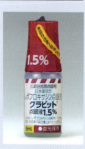

- 【一般名】レボフロキサシン
- 【pH】6.1～6.9
- 【浸透圧比】1.0～1.1
- 【用法】通常，1日3回，適宜増減
- 【BACの有無】なし
- 【保存方法】遮光，室温保存

【小児などへの投与の安全性】
確立されていない

▶ ロメフロン® 点眼液 0.3%

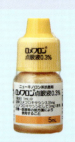

- 【一般名】ロメフロキサシン
- 【pH】4.5～5.7
- 【浸透圧比】記載なし
- 【用法】通常，1日3回，適宜増減
- 【BACの有無】なし
- 【保存方法】室温保存
- 【小児などへの投与の安全性】確立されていない

▶ ロメフロン® ミニムス® 眼科耳科用液 0.3%

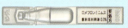

- 【一般名】ロメフロキサシン
- 【pH】4.5～5.7
- 【浸透圧比】記載なし
- 【用法】通常，1日3回，適宜増減
- 【BACの有無】なし
- 【保存方法】室温保存，アルミ袋開封後は遮光
- 【小児などへの投与の安全性】確立されていない
- 【備考】
  - 保険適用（給付）上の注意：術前の無菌化療法のみ．
  - 使用の際は，最初の2～3滴は点眼せずに捨てさせること．
  - 1本で1回の使用に限定し，使用後の容器は廃棄させること．

▶ ガチフロ® 点眼液 0.3%

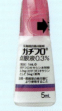

- 【一般名】ガチフロキサシン
- 【pH】5.6～6.3
- 【浸透圧比】0.9～1.1
- 【用法】（外眼部感染症の場合）通常，1日3回，適宜増減
- 【BACの有無】なし
- 【保存方法】室温保存

【小児などへの投与の安全性】
確立されていない
【備考】適応菌種範囲が他薬剤に比べると少し狭いが,周術期患者の無菌化療法に用いることが推奨されている[12].

▶ トスフロ®
　点眼液 0.3%

【一般名】トスフロキサシン
【pH】4.9〜5.5
【浸透圧比】0.9〜1.1
【用法】通常, 1日3回, 適宜増量
【BACの有無】なし
【保存方法】室温保存
【小児などへの投与の安全性】
適応あり

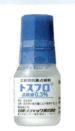

▶ ベガモックス®
　点眼液 0.5%

【一般名】モキシフロキサシン
【pH】6.3〜7.3
【浸透圧比】0.9〜1.1
【用法】(外眼部感染症の場合)
通常, 1日3回, 適宜増減
【BACの有無】なし
【保存方法】室温保存
【小児などへの投与の安全性】
確立されていない

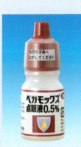

抗アレルギー点眼剤

　抗アレルギー点眼剤は, アレルギー性結膜炎に使用される薬剤で, 主にⅠ型アレルギーが関与し, 何らかの自他覚症状を伴う結膜炎が治療対象です[14]. アレルギー性結膜炎の治療薬はヒスタミンH_1受容体拮抗薬とメディエーター遊離抑制薬の2つに大別されます.

ヒスタミンH_1受容体拮抗薬

　肥満細胞の脱顆粒によるヒスタミンがH_1受容体と結合するのを阻害することによりアレルギーの即時相反応を抑制し, 眼瘙痒感, 流涙などといった自覚症状および他覚所見である充血, 浮腫などを改善します. ヒスタミンH_1受容体拮抗薬は, 使用を開始してから比較的短い時間で効果が現れることが特徴です.

メディエーター遊離抑制薬

　主に肥満細胞の脱顆粒そのものを阻害し, ヒスタミン, ロイコトリエン, トロンボキサンA_2などといったメディエーターの遊離を抑制し, アレルギーの即時相反応を軽減し, 加えて炎症細胞の結膜局所浸潤を抑制することにより遅発相の反応を改善します. 他覚的効果の発現および自覚的な効果発現に, 一般的に1〜2週間の使用継続が必要です.

ヒスタミンH₁受容体拮抗薬

▶ ザジテン® 点眼液 0.05%

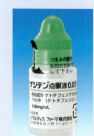

【一般名】ケトチフェン
【pH】4.8〜5.8
【浸透圧比】0.7〜1.0
【用法】1日4回
【BACの有無】あり
【保存方法】室温保存
【薬理効果】(モルモットなど)
・ヒスタミンH₁受容体拮抗
・メディエーター遊離抑制

【備考】BACによりソフトコンタクトレンズを変色させることがあるので，ソフトコンタクトレンズを装用している場合は，点眼前にレンズを外し，点眼15分以上経過後に再装用する．

▶ リボスチン® 点眼液 0.025%

【一般名】レボカバスチン
【pH】6.0〜8.0
【浸透圧比】0.9〜1.1
【用法】1日4回
【BACの有無】あり
【保存方法】室温保存
【薬理効果】(モルモットなど)
・ヒスタミンH₁受容体拮抗
・好中球，好酸球遊走抑制

【備考】
・副作用として眠気が報告されているため，全身性副作用予防策として，点眼した薬液が口内へ流入しないように，1分以上閉眼し，涙嚢部(目頭)を軽く圧迫する．

・懸濁液であるため，使用の際にはその都度振り混ぜたあとに使用するよう説明を行う．また，薬剤容器が上向きに保管されていない場合，振盪しても均一な状態になりにくいため保管方法についても説明を行う．

▶ パタノール® 点眼液 0.1%

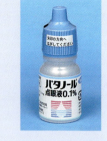

【一般名】オロパタジン
【pH】約7.0
【浸透圧比】0.9〜1.1
【用法】1日4回
【BACの有無】あり
【保存方法】遮光，室温保存
【薬理効果】(モルモットなど)
・ヒスタミンH₁受容体拮抗
・メディエーター遊離抑制

【備考】BACが吸着される可能性があるため，点眼時はコンタクトレンズを脱着し，10分以上経過後に再び装用する[15,16]．

▶ アレジオン® 点眼液 0.05%

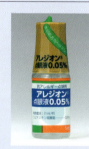

【一般名】エピナスチン
【pH】6.7〜7.3
【浸透圧比】0.9〜1.1
【用法】1日4回
【BACの有無】なし
【保存方法】室温保存
【薬理効果】(モルモットなど)
・ヒスタミンH₁受容体拮抗
・メディエーター遊離抑制

メディエーター遊離抑制薬

▶ インタール® 点眼液 2%

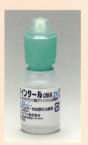

【一般名】クロモグリク酸
【pH】4.0〜7.0
【浸透圧比】0.25
【用法】1日4回
【BACの有無】あり
【保存方法】室温保存
【薬理効果】マスト細胞からの化学伝達物質の遊離抑制ほか

【備考】アレルギー性結膜炎以外に春季カタルに適応をもつ．

▶ インタール® 点眼液UD 2%

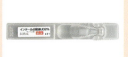

【一般名】クロモグリク酸
【pH】4.0〜7.0
【浸透圧比】約1.1
【用法】1日4回

【BACの有無】なし
【保存方法】室温保存，アルミ袋開封後，未使用の薬品はアルミ袋に戻し1ヵ月以内に使用
【薬理効果】マスト細胞からの化学伝達物質の遊離抑制ほか
【備考】保険給付上の注意：「春季カタル，アレルギー性結膜炎」患者のうち，BACに過敏症の患者，またはその疑いのある患者に限る．

▶ **エリックス® 点眼液** 0.25％

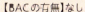

【一般名】アンレキサノクス
【pH】6.8～7.8
【浸透圧比】記載なし
【用法】1日4回
【BACの有無】なし
【保存方法】室温保存
【薬理効果】（モルモットなど）
・ヒスタミンの遊離抑制
・ロイコトリエン生成抑制，拮抗
【備考】アレルギー性結膜炎以外に花粉症，春季カタルへの適応が明記されている．しかし，花粉症はアレルギー性結膜炎に含まれる季節性アレルギー性結膜炎に相当するため，アレルギー性結膜炎を適応にもつ他の薬剤でも代替可能であることを理解しておく．

▶ **アレギサール® 点眼液** 0.1％

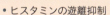

【一般名】ペミロラスト
【pH】7.5～8.5
【浸透圧比】0.7～0.9
【用法】1日2回
【BACの有無】あり
【保存方法】室温保存
【薬理効果】（モルモットなど）
・ヒスタミンなどの遊離抑制
・好酸球遊走抑制
【備考】
・1日2回の点眼でも，クロモグリク酸1日4回点眼との効果が同等と認められ[17]，アドヒアランスの向上が期待できる．
・アレルギー性結膜炎以外に春季カタルに適応をもつ．

▶ **リザベン® 点眼液** 0.5％

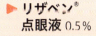
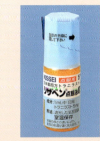

【一般名】トラニラスト
【pH】7.0～8.0
【浸透圧比】0.9～1.1
【用法】1日4回
【BACの有無】あり
【保存方法】遮光，室温保存
【薬理効果】（モルモットなど）
ヒスタミン，ロイコトリエンなどの遊離抑制
【備考】室温保存であるが，遮光保存が必要なため，使用後は必ず添付の遮光袋に入れて保存する．これに加えて，結晶が析出することがあるため冷蔵庫などによる保存は避ける．

▶ **ケタス® 点眼液** 0.01％

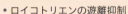

【一般名】イブジラスト
【pH】5.5～7.0
【浸透圧比】約1
【用法】1日4回
【BACの有無】あり
【保存方法】室温保存
【薬理効果】（モルモットなど）
・ロイコトリエンの遊離抑制
・好酸球，好中球の遊走抑制
・好酸球，好中球の活性酸素産生抑制作用
【備考】さまざまな抑制作用をもつため，他の薬剤で十分な効果が発揮されない場合には変更の検討を行う．また，抗アレルギー点眼剤のなかでもアレルギー性結膜炎に対する改善率（中等度改善以上：81.1％）が比較的高いため，良好な効果も期待できる．

▶ **ゼペリン® 点眼液** 0.1％

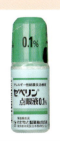

【一般名】アシタザノラスト
【pH】4.5～6.0
【浸透圧比】0.8～1.3
【用法】1日4回
【BACの有無】なし
【保存方法】室温保存
【薬理効果】ヒスタミン，PAF，ロイコトリエン遊離抑制

佐野元基

要点整理！点眼剤の薬学管理

3 患者に寄り添う 点眼アドヒアランスを考える

さらに患者に寄り添う「点眼アドヒアランス」への進化への期待

「点眼アドヒアランス」を維持するためには，薬物治療は患者にとって実行可能な用法か，「点眼アドヒアランス」を妨げる因子は何かを明らかにし，その解決には何が必要かを医療者が患者と協議し，決定する必要があります．現在，処方箋を中心に点眼指導の因子を重点的に考え，患者の行動を支援する点眼時間の変更や，点眼剤の集約化などが実践されています．しかし，すべての患者に適切な成果を得ているとは言い切れないのではないでしょうか．

患者負担を極力減らした点眼剤への進化―緑内障を例に―

病状が進行しないと自覚症状に乏しい慢性緑内障は特に，アドヒアランスの維持が欠かせません．

以前に比べ，緑内障治療薬は薬だけにとどまらず，アドヒアランスの向上を目指した配合剤や，防腐剤フリーの製剤，点眼容器の改善などの選択肢が増えています（**図1，2**）．

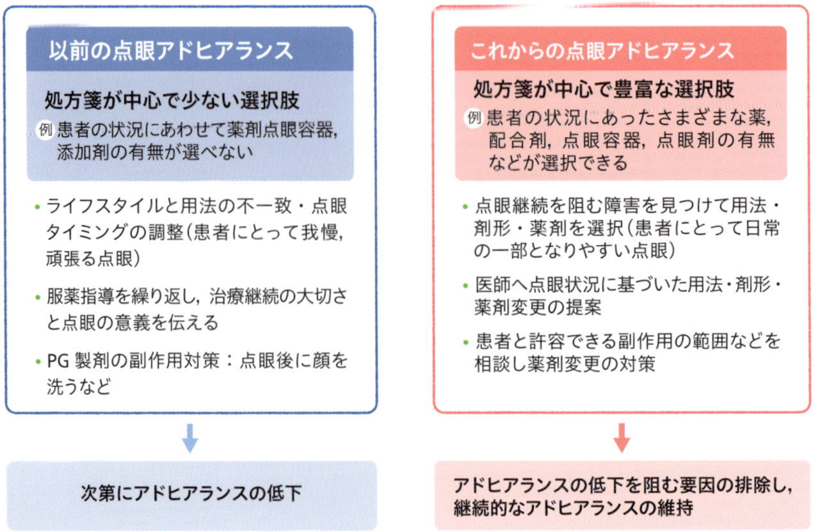

以前の点眼アドヒアランス	これからの点眼アドヒアランス
処方箋が中心で少ない選択肢 例 患者の状況にあわせて薬剤点眼容器，添加剤の有無が選べない	処方箋が中心で豊富な選択肢 例 患者の状況にあったさまざまな薬，配合剤，点眼容器，点眼剤の有無などが選択できる
・ライフスタイルと用法の不一致・点眼タイミングの調整（患者にとって我慢，頑張る点眼） ・服薬指導を繰り返し，治療継続の大切さと点眼の意義を伝える ・PG製剤の副作用対策：点眼後に顔を洗うなど	・点眼継続を阻む障害を見つけて用法・剤形・薬剤を選択（患者にとって日常の一部となりやすい点眼） ・医師へ点眼状況に基づいた用法・剤形・薬剤変更の提案 ・患者と許容できる副作用の範囲などを相談し薬剤変更の対策
↓	↓
次第にアドヒアランスの低下	アドヒアランスの低下を阻む要因の排除し，継続的なアドヒアランスの維持

図1 緑内障患者における今後の点眼アドヒアランス維持のアウトライン

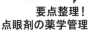

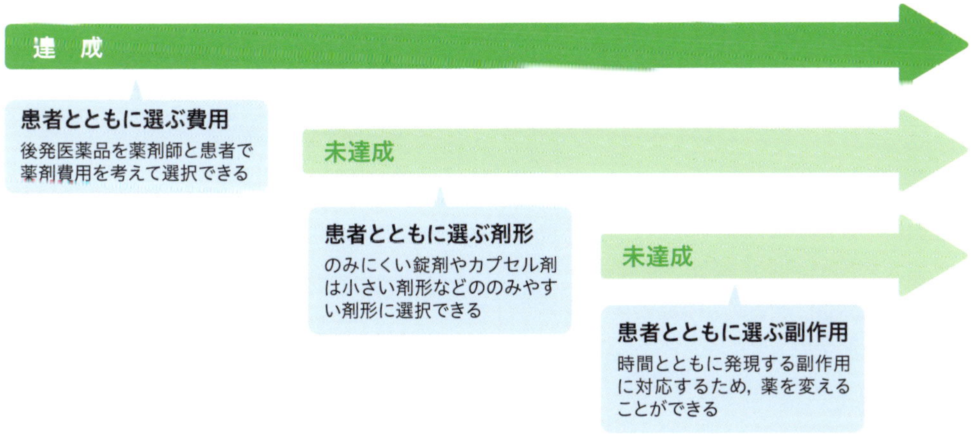

達成
患者とともに選ぶ費用
後発医薬品を薬剤師と患者で薬剤費用を考えて選択できる

未達成
患者とともに選ぶ剤形
のみにくい錠剤やカプセル剤は小さい剤形などののみやすい剤形に選択できる

未達成
患者とともに選ぶ副作用
時間とともに発現する副作用に対応するため，薬を変えることができる

図2　点眼アドヒアランスの改善に求められる項目

　アドヒアランスが低下している患者の背景には，治療や点眼剤への理解不足だけではなく，認容できない副作用，医師には訴えにくい点眼実践の困難など，それぞれの事情があります．処方箋の指示通りに点眼するように説明（説得になっているかも！）するのではなく，患者が好ましく思っていない副作用の聞き取り，好ましい剤形を医療者が点眼剤の実物を提示しながら，患者とともに点眼剤を選択する作業を行うことが求められます．つまり，近年の点眼薬物療法の進化により点眼剤の選択肢は増加したことから，**図2**に示すように患者が好ましく思っていない副作用を薬剤変更で回避できる場合があるので「患者が選ぶことのできる副作用」と「患者が選ぶことのできない副作用」があることを含めて説明を行うとよいでしょう．ただし，処方医の判断で副作用が発現しているにもかかわらず，その点眼療法を継続しなければならないことに留意しておく必要もあります．

　そして，患者が点眼時に困っていることがあれば，医師や薬剤師から製薬会社に情報をフィードバックしていくことで，製薬会社も患者のニーズに気付き，より安全でアドヒアランス向上を果たせる点眼剤の開発につながるのではないでしょうか．

池田博昭

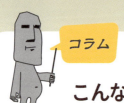

コラム

こんな患者さんにも要注意！

● 抗凝固薬服用中患者の眼科手術

　白内障は，加齢に伴い多くの人が発症します．一方，高齢者では心房細動などにより抗凝固薬や抗血小板薬を長年のみ続けている方も多くいます．このような患者さんから，ある日「今度，白内障の手術を行うことになった」と言われたとします．このとき，薬を中断するのでしょうか？継続するのでしょうか？

　白内障は水晶体が濁る疾患です．手術では超音波を用いて水晶体を乳化・吸引し，眼内レンズを挿入することが多いです．この手術は血管にメスが入らず，また出血頻度は低いという海外の報告[1]があるため，薬を中断する必要はないようです．PT-INRが治療域に管理されていることを前提に，薬の服用を継続します．しかし，水晶体全体を摘出する手術（水晶体嚢外摘出術・水晶体嚢内摘出術）となると，出血リスクを考えなければなりません．緑内障や硝子体の手術を行う際も同様です．薬の減量もしくはヘパリンナトリウムへの変更とすることが多いようです．休薬か服薬継続かの判断は，手術による出血リスクと服薬中止による塞栓症リスクを考慮し，眼科医や循環器医，かかりつけ医が行います．

　眼科で手術を受けることを，患者さん自らが循環器医（またはかかりつけ医）に言わなければ，知らないままの可能性があります．　また，患者さんは「日帰り手術だし，わざわざ言わなくてもいい」と思って知らせていないかもしれません．患者さんの服薬状況のみならず，他科受診もきちんと把握して，得られた情報をフィードバックすることが，かかりつけ薬剤師に求められます．

● 糖尿病薬の服薬アドヒアランスと網膜症

　眼科には，眼そのものの疾患だけではなく，糖尿病網膜症の患者さんも多くいます．

　高血糖が常態化すると，網膜の血流が滞り低酸素状態になります．そのため網膜は酸素不足を補う血管を新生しますが，新生血管は脆弱な血管であるため血液成分が漏れやすく，硝子体に出血もしくは網膜剥離を引き起こすおそれがあります．これが**糖尿病網膜症**で，現代の失明原因の第2位になっています[2]．糖尿病は自覚症状が少ない疾患であり，血糖降下薬の服薬アドヒアランスは大きな課題です．患者の病識や服薬がおろそかになっている可能性があります．

　では，服薬アドヒアランスが低下しているときに，医師から糖尿病網膜症の進行を告げられると，患者さんはどうするでしょうか？おそらく，患者さんは慌てて血糖降下薬をきちんとのみ始めるでしょう．しかし，血糖値の急激な降下は，急激な血管新生の引き金になりやすく，かえって糖尿病網膜症の進行を早める可能性があります．そのため，患者さんが糖尿病網膜症の進行を診断された直後の血糖降下薬の服薬指導は，徐々に血糖値を降下させて病状の悪化を防ぐ説明が必要になることがあります．

(池田博昭)

ポケット医薬品集 2018年版

東京大学大学院 客員教授 **澤田康文**
東京大学大学院 准教授 **佐藤宏樹** 著
鳥取大学 名誉教授 **龍原 徹**

- B6変型判　1,373頁
- 定価（本体4,700円＋税）
- 2018年2月発行

ハンドメイドだからできる プロフェッショナルの医薬品集

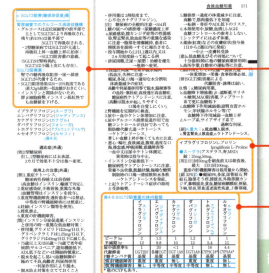

30年間貫き続ける独自の編集スタイルで唯一無二の医薬品情報を整理しました。

薬理作用・生理機能を **ポイント解説！**

処方作成・確認に必須となる医薬品情報の重要エッセンスを **簡潔整理！**

違いがわかる **同効薬の比較表！**
薬物動態の特徴を一覧できる！！

詳しくはWebで

※本医薬品集の発行元は，2018年版より白文舎から南山堂に変更となりました．

 南山堂　〒113-0034 東京都文京区湯島4-1-11
TEL 03-5689-7855　FAX 03-5689-7857（営業）
URL http://www.nanzando.com
E-mail eigyo_bu@nanzando.com

case 1

処方例から学ぶ！　点眼指導

麦粒腫で抗菌薬の点眼剤が処方された20代女性

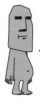

患者さんは28歳の女性です．右眼が腫れたため近所の眼科を受診したところ外麦粒腫(がいばくりゅうしゅ)と診断され，処方箋をもってかかりつけ薬局に来局しました．

今回処方 ●○眼科

- クラビット®点眼液0.5% 5mL　　　1本
  1回1滴　1日3回　右眼　朝昼晩点眼

O Objective data：客観的データ

☐ 性別：女性　　☐ 年齢：28歳　　☐ 職業：営業職(外回り)　　☐ メガネ着用
☐ アレルギー歴：なし　☐ 喫煙歴：なし　☐ 飲酒歴：なし

step 1　点眼指導

Q1　今回の点眼指導のポイントは？

- 患部を清潔にする
- 点眼を忘れない
- 残薬は処分する
- 点眼容器の先をまぶたやまつ毛につけない

解説　麦粒腫は，一般的には「ものもらい」とよばれます．細菌による急性の化膿性炎症で，感染場所により外麦粒腫と内麦粒腫に分けられます．まぶたの外側の汗腺や，まつげの根元に感染した場合を「外麦粒腫」，まぶたの内側のマイボーム腺に感染した場合を「内麦粒腫」とよびます．なお，麦粒腫は伝染性の疾患ではなく，黄色ブドウ球菌などの常在菌が原因なので，他の人に感染することはありません．ウイルス性結膜炎（はやり目）と混同し

処方例から学ぶ！　点眼指導

表　キノロン系抗菌点眼剤の点眼可能日数

商品名	成分名	1本の平均 滴数(滴)	片眼の点眼 可能日数(日)	両眼の点眼 可能日数(日)
タリビッド® 点眼液0.3%	オフロキサシン	96	32	16
ノフロ 点眼液0.3%	ノルフロキサシン	120	40	20
クラビット® 点眼液0.5%	レボフロキサシン	101	33	16
ガチフロ® 点眼液0.3%	ガチフロキサシン	108	36	18
オゼックス® 点眼液0.3%	トスフロキサシン	114	38	19
トスフロ® 点眼液0.3%	トスフロキサシン	115	38	19
ベガモックス® 点眼液0.5%	モキシフロキサシン	112	37	18

1本の容量はすべて5mL．3回検討の平均値(±S.D.)，1日3回，1回1滴使用として算出．

（文献1より引用）

ないよう注意しましょう．

　麦粒腫の治療では，患部を清潔に保ち，抗菌薬の点眼剤を指示通り，忘れずにさすことが大切です．また，抵抗力が落ちていると発症しやすいので，十分な睡眠や休養をとることも併せて伝えましょう．患部を清潔に保つには，「手指を清潔に保つ，点眼後に眼脂（目やに）を取り除く，手で目を触らない，顔は清潔なタオルで拭く，髪の毛が目に触れない」などを伝えるとよいでしょう．

　通常は，点眼開始から2〜3日ほどで麦粒腫の症状は治まります．クラビット®点眼液の場合，5mL（1本）は片眼点眼で33日，両眼点眼で16日使用可能な量です（**表**）．そのため，使いかけの状態で治療期間が終了しますので，残りは破棄することを伝えましょう．防腐剤が入っていないため，長期間の保存は難しいことを伝える必要があります．また，必ず遮光袋に入れて保存することも伝えましょう．

　この患者さんはメガネを着用していますが，コンタクトレンズを装着する場合は，1日ディスポーザブルコンタクトレンズを使用するか，ハードコンタクトレンズは毎日，保存液を交換するように指導しましょう．眼軟膏を塗布する場合は，いずれのコンタクトレンズも装着できません．また，患部の腫れがひどいなどの場合，医師はコンタクトレンズ装着を控える指示を行います．クラビット®は，苛酷試験では60℃まで大丈夫ですが，車の中はそれ以上になるので，保管場所の確認も必要です．

　免疫力が低下している患者さんは，麦粒腫に繰り返し罹患する可能性があります．その場合も，点眼剤は繰り返し使用せずその都度破棄するよう指導しましょう．

S Subjective data：主観的データ

薬 薬剤師　患 患者

薬 こんにちは．今日は眼科を受診されたのですね．どうされましたか？

患 「ものもらい」になってしまいました．

薬 そうでしたか．「ものもらい」は手で目を触らないなど患部を清潔にして，1日3回忘れずに目薬をさせばよくなりますよ．
お薬を使って数日でよくなっても，疲れがたまっていたり，体調を崩すと再発することもあります．よく休んでくださいね．
それと，この目薬は必ず遮光袋に入れて，保存してください．また，車のダッシュボードなど，気温が高くなるところには置かないでください．

患 わかりました．

薬 今後について，医師からどのような指示を受けていますか？

患 1週間後にまた受診するようにと言われました．

薬 経過が順調だと，1週間以内に腫れがひくでしょう．そうすると，目薬が余ると思います．それは使わずに処分してください．

患 また「ものもらい」になったときに，余った目薬は使ってはいけませんか？

薬 目薬は，開封したら1ヵ月以内に使わなくてはいけないんです．お手数ですが，その都度眼科を受診してください．

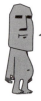
1ヵ月後，患者が別の処方箋をもって来局しました．

step 2　再来局

S Subjective data：主観的データ

薬 薬剤師　患 患者

薬 前回は「ものもらい」で眼科を受診されていましたが，よくなりましたか？

患 おかげさまで，すっかりよくなりました．

薬 よかったですね．目薬は処分していただきましたか？

患 もったいないと思いましたが，処分しました．最近知ったのですが，「ものもらい」に効く市販の目薬もあるのですね．眼科でもらう目薬と，どう違うのですか？

Q2　麦粒腫治療における，医療用医薬品とOTC医薬品の違いは？

A
- 抗菌成分が違う

解説　麦粒腫の点眼剤は，麦粒腫用のOTC医薬品も販売されています．抗菌成分はスルファメトキサゾールとグリチルリチン酸で，1回使い切りタイプ（0.4〜0.5mL）の容器が主

流になりつつあります．第二類医薬品として，薬剤師または登録販売者が取り扱えます．

　医療用点眼剤に含まれる抗菌薬は殺菌的作用，OTC医薬品のそれは静菌的作用です．そのため，OTC医薬品の点眼剤は薬物滞留性が求められ，点眼回数は1日5〜6回と多くなっています．

　どうしても眼科に行けないときなどに，悪化を避けるために短期間使用するのはやむを得ないと思います．しかし，しばらく点眼しても治らないようであれば，眼科を受診するよう勧めましょう．

One Point

- 一般的に麦粒腫が小さい初期の場合，眼科医は，医療用抗菌薬を3〜4日間点眼する治療を行います．点眼しても患部にうみがたまり腫れが強く麦粒腫が大きくなった場合，患部を注射針で切開してうみを出します．施術後の数日間で腫れと傷は治癒します．その場合，処方済みの医療用抗菌薬は感染予防のため継続使用する場合が多いです．
- 患者がOTC抗菌薬の使用を希望した場合，3〜4日間点眼して治療効果が現れなければ，受診勧奨目的で眼科受診の必要性を患者に伝えます．なお，使い切りタイプのOTC抗菌目薬は約3日分が1箱で販売されています．
- 一般的な点眼剤の液性は酸性ですが，OTC抗菌薬に含まれるスルファメトキサゾールは水にきわめて溶けにくく，点眼剤にする場合はナトリウム塩を用います．そのため溶解後，すなわち点眼剤の液性はアルカリ性です．他の点眼剤（酸性）を続けて点眼する場合には，すぐにさすと中和して塩が析出する可能性があります．約5分空けてさすよう指導しましょう．

池田博昭／二宮昌樹

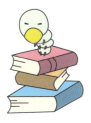

case 2 処方例から学ぶ！ 点眼指導

緑内障を点眼剤で治療中，ドーピング規程に抵触する可能性が考えられた20代男性アスリート

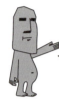

患者さんは20代男性の会社員です．1年前に開放隅角緑内障の初期と診断され，プロスタグランジン点眼剤で治療していましたが，1年使っても目標眼圧まで下がらないため今回から配合点眼剤へ変更になりました．

今回処方 ○●眼科

- ザラカム®配合点眼液2.5mL　　　　1本
  1回1滴　1日1回　両眼　朝に点眼

お薬手帳 ○●眼科

- キサラタン®点眼液0.005％ 2.5 mL　1本
  1回1滴　1日1回　両眼　就寝前に点眼

O Objective data：客観的データ

身体所見

☐ 性別：男性　　☐ 年齢：25歳　　☐ 身長：175cm　　☐ 体重：60kg
☐ 血圧：110/70mmHg　　☐ アレルギー歴：なし　　☐ 喫煙歴：なし　　☐ 飲酒歴：なし
☐ 既往歴：開放隅角緑内障(1年前)　　☐ 緑内障発作歴：なし　　☐ 喘息・不整脈の既往：なし
☐ 眼圧：右25 mmHg，左25 mmHg　　☐ 糖尿病歴：なし

＊本患者の目標眼圧は左右とも10mmHg．

step 1 来局時の処方監査

Q1 患者さんに確認すべきポイントは？

- キサラタン®での点眼状況の確認
- 点眼剤を変更することによる用法変化の受け入れ
- 合併症の有無の再確認

解説 この患者さんは，これまでキサラタン®点眼液（ラタノプロスト）が処方されていましたが，目標眼圧まで眼圧が下がらなかったため，今回からザラカム®配合点眼液に変更されました．

ザラカム®配合点眼液はラタノプロストとチモロールマレイン酸塩の配合剤です．チモロールはβ遮断薬ですので，喘息や不整脈の既往があると使用できません．未治療の喘息や不整脈があるかもしれませんので，咳や息切れなどの症状がないか，確認するとよいでしょう．また，ラタノプロストとチモロールマレイン酸塩双方の副作用が発現するおそれがあり，チモロールは脈拍数を減少させる可能性があります．薬局に血圧計があれば血圧と脈拍を測定し，薬歴に記録するとよいでしょう．

また，ザラカム®のpH約6.0です．キサラタンのpH約6.7と比較して低く，眼刺激感（しみる）を強く感じるかもしれませんので注意しましょう．

次の受診は，1本を使い切る1ヵ月後になると予想されます．処方変更後の副作用モニタリングは必須ですし，忙しいとアドヒアランスが下がる可能性なども考えられますので，確認するとよいでしょう．

S Subjective data：主観的データ

薬 薬剤師　患 患者

薬 こんにちは．今回からお薬が新しくなりましたね．調子はいかがですか？

患 1年たったけど目標眼圧まで下がっていないので，医師から薬を増やしましょうと言われました．忙しいし，面倒なのは困るので簡単にさせるものをお願いしました．

薬 そうですか．新しいお薬は1本の中に2種類の薬が入っています．これまで，喘息や不整脈と言われたことはないとのことですが，咳が止まらなかったり，階段を上ると息切れしたことはありますか？

患 特になかったです．

薬 わかりました．今回のお薬は，点眼直後に見えにくくなることがありますので注意してくださいね．また，前のお薬より，目にしみる感じがするかもしれません．
何か変わったことがあったら，お薬を使っている途中でも連絡してください．

これまでは就寝前の点眼でしたが，朝の点眼に変わります．お忙しいとのことですが，朝に目薬をさすのはできそうですか？

患 そうですか．朝にさすのは問題ないと思いますが，忙しくて，たまに目薬をさすのを忘れそうになるから気を付けないといけませんね．
実は…アーチェリーをやっているのですが，今度，国民体育大会（国体）に出ることになったんです．

薬 国体ですか！ それはすごいですね！ おめでとうございます．
ちなみに，医師には国体の代表選手になったことを伝えましたか？

患 言っていません．伝えた方がよかったですか？

薬 ザラカム®に変更することに，少し気がかりな点があります．医師に確認しますので，しばらく椅子に腰掛けてお待ちいただけますか．

Q2 アーチェリーの選手がザラカム®に変更することの問題点は？

A ドーピング規程に抵触する可能性がある

解説　国体に出場するということは、「ドーピング規程に抵触する薬剤は使用できない」ことを意味します。そのため、世界アンチ・ドーピング規程の禁止表国際基準（PROHIBITED LIST）で、ザラカム®の成分がアーチェリーのドーピングの禁止物質にあたるかを確認する必要があります[1]。

禁止表国際基準を見ると、「特定競技において禁止される物質」にβ遮断薬のチモロールが該当します。また、アーチェリーでは「競技会外においても禁止」となっています。そのため、この患者さんにチモロールが入っているザラカム®は使用できません。

その結果、薬剤師は医師に疑義照会を行いました。その結果、処方はキサラタン®とトルソプト®（ドルゾラミド）の併用に変更となりました。

変更後の処方　○●眼科

- キサラタン®点眼液0.005％ 2.5mL　　1本
　　　1回1滴　1日1回　両眼　夜に点眼
- トルソプト®点眼液1％ 5mL　　　　　2本
　　1回1滴　1日朝・夕・就寝前　両眼に点眼

アーチェリーの場合、β遮断薬が「競技会外でも禁止」の理由を考える

　人は興奮したり、緊張するとアドレナリンが副腎から分泌されます。β刺激作用をもつアドレナリンは手や足が震えたり、手に汗をかいたり、眼は散瞳します。このときにβ遮断薬を用いれば、手や筋肉の震えを抑えることができます。アーチェリーや射撃などの競技で「緊張状態の手の震えを抑える」と、競技を有利に進めることができます。

　β遮断薬は、1日1回服用でよい長時間作用型が存在します。競技会時のみ使用を禁止しても、競技会外で服用した分の作用が残る可能性があることから、競技会外でも使用が禁止されていると考えることができます。

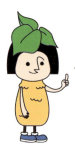

「世界アンチ・ドーピング規程の禁止表国際基準」は、毎年変わるので注意しましょう。「禁止表国際基準にもとづいた検索サイト〈https://www.globaldro.com/home〉」で検索するとよいでしょう。

Q3 ザラカム®の代替薬としてキサラタン®とトルソプト®の併用が選択された理由として，どのようなことが考えられる？

A トルソプト®はドーピング規程に抵触しないから

解説 この患者さんのこれまでの治療経過を考えてみましょう．

治療アルゴリズムから考えると，眼圧下降効果がもっとも高いキサラタン®で目標眼圧に達しないことから，次に効果の高いβ遮断薬の併用のため，配合剤へ変更するのが一般的な治療です．しかし，β遮断薬はドーピング規程の禁止薬だったため，3番目に効果の高い炭酸脱水酵素薬(carbonate dehydratase inhibitor；CAI)が選ばれた結果，PG薬のラタノプロストと，CAIであるドルゾラミドの併用が選択されたと考えられます．

Q4 トルソプト®がドーピングに抵触しない理由は？

A 局所作用が大部分で，全身作用を認めないため

解説 禁止表国際基準を確認すると，「利尿薬および隠蔽薬」という項目があり，この中にアセタゾラミドなどの炭酸脱水酵素阻害薬が入っています．しかし，「眼科用に使用される炭酸脱水酵素阻害薬」は除外されているため，トルソプト®はこの患者さんにも使用できます[1]．なお，エイゾプト®（ブリンゾラミド）も除外されています．

アセタゾラミドなどの全身に作用する炭酸脱水酵素阻害薬は，その利尿作用を利用して他の禁止物質の隠蔽薬として活用される可能性があるため，禁止薬として指定されています．しかし，眼科用の薬は局所作用のみで全身作用を認めないことから，対象から除外されています．

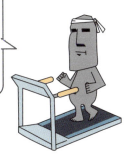

相互作用と検出妨害を行うのが隠蔽薬です．例えば，尿酸排泄促進薬の一つであるプロベネシドは併存物質の尿細管分泌を抑制するため，禁止物質の尿中排泄を遅らせ（相互作用）隠蔽が期待できます．
抗不安薬bromantane（本邦未発売）は，ガスクロマトグラフィのピークがステロイドなどと重複することで，検出妨害するとの報告があります[2]．

step 2 点眼指導＆薬歴作成

Q5 点眼指導のポイントは？

A
- ● 点眼時間の検討
- ● 点眼の順序

解説 トルソプト®の効果持続時間は4〜6時間であるため[3]，1日3回点眼する必要があります．患者さんは忙しいとのことだったので，1日3回の点眼をどのように可能にするか，考える必要があります．また，点眼時に目にしみたり，かすんだりするので注意するよう伝えましょう．

また，今回から，朝は2剤の点眼になります．トルソプト®が目にしみて流涙すると，キサラタン®を点眼しにくくなります．そのため，朝はまずキサラタン®を点眼して，約5分後にトルソプト®を点眼するよう伝えるとよいでしょう．

薬 薬剤師　患 患者

薬 お待たせしました．調べたところ，今回のお薬がドーピング規程に抵触することがわかりました．そのため，医師に連絡して別のお薬に変更することになりました．

患 そうですか．国体に出ること，医師に言った方がよかったんですね．伝えてくださってありがとうございます．

薬 医師に伝え忘れてしまったことも，薬局で言ってくだされば対応しますので，また何かありましたら言ってくださいね．

薬 今回から，これまで使っていたキサラタン®に，トルソプト®という目薬が追加されました．どちらも，ドーピング規程に抵触しない目薬ですので，安心して使ってください．お忙しいところ申し訳ないのですが，トルソプト®は効果が続く時間が短いため，1日3回点眼する必要があります．

患 そうなんですか．朝と夕は大丈夫そうですが，お昼は忘れてしまいそうです．

薬 「朝・昼・夕」ではなく，「朝・夕・就寝前」で処方してもらいました[4]．これならいかがでしょうか？　夕と就寝前は，4時間くらいあけていただければ大丈夫です．
トルソプト®は2本ありますので，1本はお家，もう1本は職場におくと夕の点眼を忘れにくいですよ．

患 それなら大丈夫だと思います．

薬 しばらく続けてみて，さすタイミングが難しかったらご相談ください．それと，朝だけは，キサラタン®とトルソプト®を両方さします．まずキサラタン®をさして，約5分後にトルソプト®をさしてください．

患 なぜ順番が決まっているのですか？

薬 トルソプト®は，点眼すると目にしみたり，か

処方例から学ぶ！　点眼指導

すんだりすることがあるんです．先にトルソプ
ト®をさしてしまうと，目にしみて涙がでてく
るかもしれません．そうすると，キサラタン®

を点眼しにくくなります．そのため，まずキサ
ラタン®を点眼して，その後にトルソプト®を
さしてください．

Q 6　薬歴を作成してみましょう．

S 点眼剤の変更を了解された．国体出場で忙しくなる．

O 眼周囲に副作用症状なし．ドーピング対象薬を含むザラカム®はキサラタン®とトル
ソプト®の2剤に変更，トルソプト®は点眼時にしみる説明をした．

A トルソプト®のアドヒアランスと競技に影響する眼のかすみなどの副作用確認のため
1週間後に電話すると伝える．

P しみるなどの副作用とアドヒアランス，眼圧測定値の確認と眼周囲を観察する．

疑義照会 ザラカム®に含まれるチモロールはドーピング禁止物質なのでキサラタン®とトル
ソプト®1％へ処方変更を依頼，増加した用法はトルソプト®は朝・夕・就寝前の点眼を提
案した．

One Point

　　スポーツ競技でみられるアンチ・ドーピング規程違反は，競技者へアンチ・ドー
　　ピング規程とサプリメントを含む薬剤などに関する適切な情報が提供されていれば，
未然に違反を防ぐことができます．適切な情報が提供されていない，つまり「競技者の意志に
反したドーピング」の身近な事例は，処方薬やOTC薬，漢方薬やサプリメントの不用意な摂
取があります．そのため，スポーツファーマシストを含む薬剤師には，教育現場でアンチ・
ドーピング情報を用いた医薬品などの情報提供・啓発活動に加え，選手への情報提供・啓発
活動などが求められます．

　また，「競技会時のみならず，競技会外でも禁止される物質がある」ことを，患者さんとな
る競技者や医療者へ伝えることも重要です．

池田博昭

生薬スロットでわかる漢方薬

今回のテーマ → 眼疾患

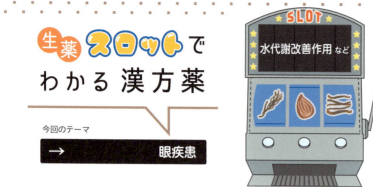

今回は眼疾患に対して処方する漢方薬について現代医学的に構成生薬の薬能と構造の視点から解説します。

浅羽宏一

今回は開放隅角緑内障，眼底出血に用いる漢方薬について解説します．漢方薬は第一選択薬にはなりませんが病態改善薬として用いられます（図1）．解説する生薬の薬能はまとめてお示しします（図2）．

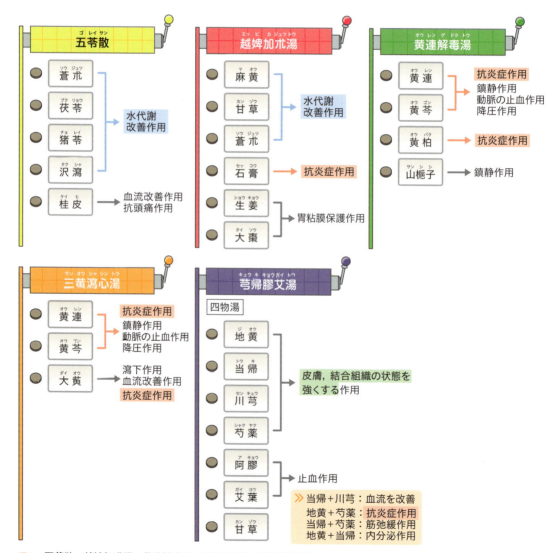

図1　五苓散，越婢加朮湯，黄連解毒湯，三黄瀉心湯，芎帰膠艾湯

開放隅角緑内障 ＞ 五苓散，越婢加朮湯

現代医学でも利尿薬が治療として用いられますが，漢方医学でも眼圧を下げるために水代謝改善作用のある五苓散や越婢加朮湯を用います．

- **五苓散**：蒼朮－茯苓－猪苓－沢瀉は水代謝改善作用があり，これが主作用になります．桂皮には血流改善作用，抗頭痛作用があり，眼痛を緩和します．
- **越婢加朮湯**：麻黄－甘草－蒼朮は水代謝改善作用があり，これが主作用になります．麻黄－蒼朮には鎮痛作用があり，眼痛を緩和します．麻黄には胃腸障害の副作用があるため，胃腸の弱い人には五苓散を選択します．

眼底出血（動脈出血）＞ 黄連解毒湯，三黄瀉心湯

- **黄連解毒湯**：黄連－黄芩には抗炎症作用，鎮静作用，動脈出血の止血作用があります．山梔子に鎮静作用があり，総じて高血圧で興奮しやすい人の眼底出血に用いられます．
- **三黄瀉心湯**：黄連－黄芩の作用は上記で説明しました．大黄には瀉下作用があり，総じて高血圧で便秘している人の眼底出血に用いられます．

眼底出血（静脈出血）＞ 芎帰膠艾湯

- **芎帰膠艾湯**：地黄－当帰－川芎－芍薬は四物湯です．当帰－川芎に血流改善作用が，地黄－芍薬に抗炎症作用が，当帰－芍薬に筋弛緩作用が，地黄－当帰に内分泌作用があり，総じて四物湯には皮膚結合組織（血管）を強くする作用があります．阿膠と艾葉には止血作用があります．

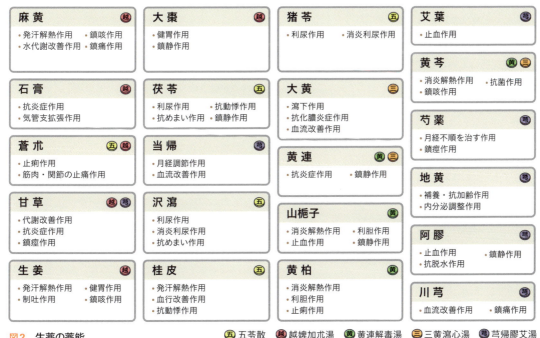

図2　生薬の薬能

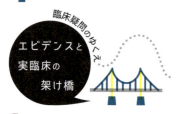

https://www.youtube.com/watch?v PUnyX3E5Ejc
https://twitcasting.tv/89089314/movie/470543146

緑内障の点眼剤は防腐剤がないほうがよい？

ここでは，一つの仮想症例に対して，論文抄読会（薬剤師のジャーナルクラブ）の配信記録をもとに解説します．

 ## 症例シナリオ

あなたは，保険薬局に勤務する薬剤師です．業務が少し落ち着いて空き時間になったある日の午後，とある後発医薬品製薬会社の営業担当者が訪問してきました．

「ぜひこちらの薬局にも，防腐剤の入っていない緑内障点眼剤を置いてはいただけないでしょうか？　防腐剤は目を傷つけるので，患者さんに対してもよくないのです．今は防腐剤フリーの薬を使うのが主流なんですよ！」

防腐剤が含有された点眼剤と比較して，防腐剤の含有されていない点眼剤の方が，本当に患者さんにとってメリットがあるのか気になったあなた．営業担当者が帰ったあと，すぐにパソコンに向かって文献を探してみると，気になるタイトルの論文を見つけることができたので，その場で読んでみることにしました．

● 臨床疑問の定式化

まずはEBMのステップ1，臨床疑問の定式化です．P（Patient：どんな患者に），E（Exposure：どんな治療をすると），C（Comparison：何と比べて），O（Outcome：どうなるか）という4つの要素で臨床疑問を定式化します．

今回は，製薬会社の営業担当者から提供された情報をもとに臨床疑問を定式化していきます．製薬会社は，自社にとって不利となるような情報提供は基本的には行いません．むしろ，よい面を強調して情報提供することのほうが多いでしょう．したがって，提供された情報が，患者にとってのメリットになり得るか，十分な評価が必要です．もちろん，製薬会社が提供した情報によって，患者の健康上の問題が解消することもあるでしょう．しかし，大事なことは，どんな情報も，それを鵜呑みにせず，いったん立ち止まりながら，自分の頭で冷静に検証することです．臨床疑問を定式化するということは，常識的な判断を保留し，あらためてその是非を問い直し，議論の俎上に載せることを可能にしてくれます．

今回の疑問では，特に患者情報の詳細が明示されていないので，「P」は"緑内障患者"全体としてよいでしょう．「E」と「C」は，防腐剤を含有していない点眼剤，と防腐剤を含有している点眼剤の比較になります．「O」は，眼表面疾患（角膜上皮障害）の発生頻度があげられます．他に考えられるアウトカムの設定として，アドヒアランスも考慮できるかもしれません．ラタノプロスト点眼液では，視野欠損に対する有用性を示したエビデンス[1]があり，アドヒアランスが低下すると，緑内障の予後も悪化する可能性が考えられます．

Patient どんな患者に	緑内障患者

Exposure どんな治療をすると	防腐剤を含有していない点眼剤

Comparison 何と比べて	防腐剤を含有している点眼剤

Outcome どうなるか	眼表面疾患の発生頻度（ocular surface disorders）

Outcome どうなるか	アドヒアランスは変化するか

今回の論文

Uusitalo H, et al：Benefits of switching from latanoprost to preservative-free tafluprost eye drops：a meta-analysis of two Phase IIIb clinical trials. Clin Ophthalmol, 10：445-454, 2016. [PMID：27041987]

　この論文は，そのタイトルに「a meta-analysis」と記載されているとおり，メタ分析と呼ばれる研究です．メタ分析とは，同じテーマについて検討された2つ以上の臨床研究の結果を，統計的に統合して解析するもので，複数の研究データを統合することにより，研究結果の方向性をより明確にすることを目的に行われます．この研究では2つの介入前後比較研究が解析に含まれています．

　解析の対象となったのは，防腐剤としてベンザルコニウム塩化物を含有するラタノプロスト点眼液を少なくとも6ヵ月使用している患者で，研究開始時に眼表面疾患に関する2つ以上の症状，もしくは1つ以上の症状と1つ以上の徴候（所見）を有する339人です．

　被験者は，防腐剤の入っていないタフルプロスト点眼液へ変更され，研究開始から2週間，6週間，12週間後の眼の症状および徴候の変化が，薬剤変更前の状態と比較されています．

　なお，眼表面疾患に関する症状は，刺激感・熱感・刺すような疼痛，異物感，流涙，かゆみ，目の乾燥が，それぞれ5段階で評価され，徴候は眼瞼炎，結膜炎，涙量，フルオレセイン染色による上皮障害などが検討されています．

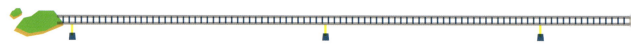

今回の論文を読むポイント

具体的な論文の読み方などは，実際の配信記録[注1]をご参照いただければと思います．主な確認ポイントを**表1**に示します．

この研究は，2つの介入前後比較研究をメタ分析しただけで，同じテーマの研究論文を網羅的に検索しているわけではありません．したがって4つのバイアスについては評価が難しく，基本的にはバイアスがかかっていると判断してよいと思います．したがって，結果の妥当性はかなり低いものと言わざるを得ません．

表1　メタ分析論文を読むポイント

論文のPECO	・（**P**：Patient）：どんな患者が対象か ・（**E**：Exposure）/（**C**：Comparison） 　どんな曝露を何と比較しているのか ・（**O**：Outocome）どんな項目で結果を評価しているのか
一次アウトカムは明確か？	アウトカムが一つだけ明確に定められているか？ 一次アウトカムが複数あると，偶然の影響を受けやすくなる
真のアウトカムか？	検討されたアウトカムは真のアウトカムであったか 真のアウトカムとまでは言えなくても十分に切実なアウトカムか
4つのバイアス	・評価者バイアス 　対象論文を独立した複数人で評価したか ・出版バイアス 　英語以外や未出版の研究も探したか ・元論文バイアス 　メタ解析した各論文の妥当性は評価したか ・異質性バイアス 　I^2などの検定で極端な異質性はみられないか

論文抄読会の議論から得られた検討要素

主な研究結果をみていきましょう．眼表面疾患症状および徴候については，薬剤変更後，12週後いずれも統計的有意に減少しました（**表2**）．

また，12週間での治療に関して，患者の好みは，防腐剤の含有されていないタフルプロストを支持した人が72％，防腐剤が添加されたラタノプロストを支持した人が6％という結果で，症状，徴候，好みのいずれの観点からも，防腐剤が添加されていないタフルプロストで有利な結果となっています．

 示された結果の妥当性はどうでしょう．

この研究は，ベンザルコニウム塩化物を防腐剤として含有しているラタノプロスト点眼剤で何ら

注1：YouTube：https://www.youtube.com/watch?v=PUnyX3E5Ejc
　　　ツイキャス：https://twitcasting.tv/89089314/movie/470543146

表2 防腐剤を含有していないタフルプロストへ変更後の眼表面疾患症状の変化

アウトカム	研究開始時	12週後	P値
激感・熱感・刺すような疼痛	59.6%	16.8%	P＜0.001
異物感	39.8%	13.9%	P＜0.001
流涙	40.7%	15.2%	P＜0.001
かゆみ	34.2%	14.9%	P＜0.001
眼の乾燥	57.8%	23.1%	P＜0.001
眼瞼炎	60.2%	34.2%	P＜0.001
角膜フルオレセイン染色	82.9%	41.8%	P＜0.001
結膜フルオレセイン染色	87.9%	50.9%	P＜0.001

(Clin Ophthalmol, 15 (10)：445-454, 2016. [PMID：27041987]より筆者作成)

かの眼表面疾患の症状や徴候が出た患者が対象で，防腐剤を含まないタフルプロストへ変更して，症状の経過を検討したものです．プラセボ群のような対照群が設定されていない投与前後比較のため，防腐剤の有無で症状が改善したのか，それ以外の要因で症状が改善したのか，判別することが難しいと言えます．

「薬を使った」▶「症状が改善した」▶「（だから）薬が効いた」[注2]というのは，時系列でみると，因果関係があるようにもみえますが，その背景には自然経過による症状改善や，プラセボ効果など，さまざまな要因が影響を与えており，症状が改善したのは，薬剤による純粋な効能（efficacy）のみとは言えません．

今回の研究においても，ベンザルコニウム塩化物の有無ではなく，ラタノプロスト点眼剤からタフルプロスト点眼剤へ変更したことがよい影響を与えたのかもしれません．あるいは，ベンザルコニウム塩化物が添加されていない，という安心感から，患者の症状が軽快した可能性もあります．さらには，自然経過で眼表面疾患が治癒した可能性もあり，示された結果について，ベンザルコニウム塩化物が含有されていないことが唯一の要因である，と結論することは難しい印象です．

 統合された2研究は盲検化されていません．

一般的に，ランダム化比較試験では，盲検化という手法を用いて，治療群に割り当てられているのか，対照群に割り当てられているのか，被験者および治療者双方に，わからないようにします．盲検化を行うことで，プラセボ効果や，研究結果に影響を与えるような被験者，治療者の行動の偏りを最小限に抑えることができます．

しかしながら，このメタ分析の対象となった2つの研究は，いずれも盲検化がされていない投与前後比較研究です．先ほどの議論にも出てきましたが，示された結果にはプラセボ効果などの影響が，かなり反映されていると考えたほうがよいでしょう．

プラセボ効果は一般に，治療効果によい影響を与えるものを指して使う言葉ですが，治療効果に悪い影響を与えるものをノセボ効果と呼びます．例えば，「ベンザルコニウム塩化物は眼の表面に刺激を与えることがあるので，この目薬を使って，

注2：ちなみにこのような論法を「三た論法」と呼びます．

眼に違和感が生じた場合はすぐに相談してください」というような説明をすると，眼の表面には異常がないのに，実際に違和感や刺激感などが生じてしまうことがあり得るのです．

研究の段階で，薬剤についてどのような説明がなされていたのかまではわかりませんが，示された研究結果には，このようなベンザルコニウム塩化物の有無以外の影響が含まれていると考えたほうがよいでしょう．

 効能としての評価は難しいけれど，実際の効果としては？

妥当性の低い研究デザインだから，論文結果は役に立たない，ということはありません．確かに，本研究から得られる示唆は限定的であり，純粋な介入そのものの効能を評価することは難しいかもしれません．とはいえ，大事なことは，結果の不確実性を含めて，臨床でどう行動するかを考えることです．

もし仮に，本論文で実施された研究と同じようなセッティングを患者に提供することができれば，患者の主観的な眼の症状は改善する可能性があります．この改善効果は，薬物の厳密な効能（ベンザルコニウム塩化物がないこと）だけではないかもしれませんが，結果として，症状が改善するのであれば，臨床判断において重視すべきは効能というよりはむしろ，実際に感じ得る効果(effectiveness)かもしれません．

 つまりは，気の持ちよう？

「気の持ちようで実感できる薬の効果が変わってくる」と言うと，何でもあり，という感じになってしまいますが，そう言った要素を考慮してもよいかもしれないということが，この論文結果から示唆される臨床判断要素の一つと言えましょう．

私たちは関心の向いた先の出来事を過大に評価する傾向があります．日常生活のなかで，よいこと，嬉しいことに対する関心が高ければ，ほんの少しだけよいことがあったとしても，とても幸せな気持ちになれたりするものです．逆に悪いことばかりに関心があると，小さな失敗でも，最悪な出来事として認識してしまうことでしょう．

防腐剤が入っていない点眼剤というのは，防腐剤が入った点眼剤に比べて，コストや使い勝手の面は別にしても，理論上，薬理学的なデメリットは少ないはずです．安全性に関する評価がきちんとなされているのであれば，ノセボ効果やプラセボ効果を積極的に意識しながら，薬剤の説明を行うことで，患者へのメリットが高まるかもしれません．

 切り替えについては，個別性があるように思います．

例えば，長く緑内障を患い，10年以上ベンザルコニウム塩化物が含有された点眼剤を使っていて，何の問題もなかった患者がいるとします．こうした患者に対して，薬剤を変更してまで防腐剤の入っていない目薬を勧めるかは，議論の余地があるでしょう．防腐剤が入っていない目薬に対する価値認識は，一律には規定できず，そこには個別性があります．

この研究でも，眼表面疾患に関する症状が，すでに現れている人が研究の対象になっています．今現在，眼表面疾患の症状で困っている人，あるいは眼表面疾患の徴候が出ていて，将来的にその症状発症リスクの高い人に対して，初めて薬剤の切り替えを検討するというのが妥当なところでしょう．

「『自らの経験』」から言えば，防腐剤フリーに変えたことで眼瞼炎の軽快がみられた例はいくつかあるので，すでに症状が出ている方にはオススメし

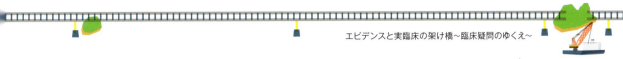

 防腐剤が入っていない点眼剤の使い勝手は？

近年，PF（Preservative Free）点眼液と呼ばれる製剤がいくつか発売されています．PF点眼液とは防腐剤の添加を不要とする点眼剤で，微生物を透過しないメンブランフィルターを用いた特殊な容器により，外部からの細菌の侵入を防ぐ構造になっています．ただ，点眼を行うにあたり，場合によっては容器が押しにくいなど，使い勝手におけるデメリットもあるようです．実際の配信では次のようなコメントがありました．

- 高齢者はPF点眼液は出しにくいって，よく聞きます
- そんなに固くないですよ
- PF点眼液は，ヒアルロン酸で使ったことがありますが，押すときに力要りました
- PF容器は以前に比べるとだいぶよくなりましたが，使いにくさはあるようです
- PF点眼液は最初の開栓時に思いっきり容器の真ん中をおさないといけなくて，患者さんに「開けてくれ」って言われた経験あります．高齢者にはわかりにくい＆使いにくい印象でした

使用感については賛否ありますが，その適切な使用方法をしっかり説明する必要があるでしょう．

 ## 臨床疑問のゆくえ

点眼液に防腐剤が入っていないことが，すべての患者のメリットにつながるとは言えません．むしろ薬剤を変更したことによって不安を覚える患者もいるでしょう．しかし，一部の患者にとっては大きなメリットがあるかもしれません．

どんな患者に，どの程度のメリット，つまり有用性が期待できるのか，それを考えていくことが医療者の役割の一つです．そして，こうした価値判断をめぐり，エビデンスは貴重な判断材料の一つとなります．たとえ，質の低いエビデンスであったとしても，効能（efficacy）という観点だけでなく，効果（effectiveness）という観点から，薬剤の有用性を考察していくことで，個別性の高い臨床疑問に対しても，しっかりと向き合うことができるのだと思います．

［参考文献］
1) Garway-Heath DF, et al：Latanoprost for open-angle glaucoma (UKGTS)：a randomised, multicentre, placebo-controlled trial. Lancet, 385 (9975)：1295-1304, 2015. [PMID：25533656]

青島周一／桑原秀徳／山本雅洋

📖 文 献

点眼剤「1滴」の流れと主な作用部位　(p.26〜29)

1) 東條角治：眼科の最先端, 増田寛次郎 監修, p64-69, 先端医療技術研究所, 1999.
2) 吉冨健志：専門医のための眼科診療クオリファイ 11. 緑内障薬物治療ガイド, 相原 一 編, p77-78, 中山書店, 2012.

全身に与える影響と副作用 —「1滴」を侮らない —　(p.33〜35)

1) 相原 一：日本薬理学雑誌, 135：129-133, 2010.
2) Liu JH, et al：Am J Ophthalmol, 138 (3)：389-395, 2004.
3) Orzalesi N, et al：Invest Ophthalmol Vis Sci, 41 (9)：2566-2573, 2000.

「1滴」のチカラを患者に伝える　(p.36)

1) Newman-Casey PA, et al：Opthalmology, 122 (7)：1308-1316, 2015.

正しいさし方・誤ったさし方　(p.37〜42)

1) 宮永嘉隆ほか：眼科 New Insight 2 点眼薬 —常識と非常識—, p56, 1994.

点眼容器の機能と工夫　(p.53〜55)

1) 河嶋洋一：臨床と薬物治療, 19：1119-1122, 2000.

構造式からみた点眼液＆点眼容器・投薬袋の「かたち」 (p.58〜66)

1) 浅井考介ほか：くすりのかたち　もし薬剤師が薬の化学構造式をもう一度勉強したら. p51-56, 南山堂, 2013.

「1滴」量からみた薬の価格と使用可能期間にみられる医療経済的な問題　(p.70〜71)

1) 櫻下弘志ほか：臨床眼科, 65：1079-1082, 医学書院, 2011.

点眼剤による薬物療法が必要な疾患　(p.74〜80)

1) Mizuno K, et al：Invest Ophthalmol Vis Sci, 43 (10)：3243-3250, 2002.
2) 辻司 純 編著：点眼薬クリニカルブック第2版, 金原出版, 2015.

点眼剤の薬学管理ファイル　(p.81〜95)

1) 日本眼科学会：緑内障診療ガイドライン第4版, 日眼会誌, 122：5-53, 2018.
2) 大谷道輝 編：患者指導のための剤形別外用剤 Q&A, 南山堂, 2018.
3) 大谷伸一郎ほか：あたらしい眼科, 27 (5)：115-118, 2010.
4) 北澤克明ほか：あたらしい眼科, 19 (10)：1379-1389, 2002.
5) ベトプティック®エス 医薬品インタビューフォーム, 2017年4月改訂 (第13版).
6) Bigby M, et al：JAMA, 256 (24)：3358-3363, 1986.
7) 田中博之ほか：Jpn J Drug Inform, 18 (1)：1-6, 2016.
8) ドライアイ研究会：http://www.dryeye.ne.jp/
9) Mitsui Y, et al：あたらしい眼科, 12 (5)：783-786, 1995.
10) Sasaki K, et al：あたらしい眼科, 12 (5)：787-790, 1995.
11) 福田正道：IOL&RS, 23 (4)：531-536, 2009.
12) 竹末芳生ほか：術後感染症予防抗菌薬適正使用のための実践ガイドライン.
13) ベストロン® 医薬品インタビューフォーム, 2017年10月改訂 (第8版).
14) 日本アレルギー学会：アレルギー性結膜疾患診療ガイドライン (第2版), 2010.
15) Momose T, et al：CLAO J, 23 (2)：96, 1997.
16) Christensen MT, et al：CLAO J, 24 (4)：227, 1998.
17) 澤 健治郎：あたらしい眼科, 12 (10)：1565, 1995.

コラム　こんな患者さんにも要注意！　(p.99)

1) Kara-Junior N, et al：Arg Bras Oftalmol, 81 (4)：348-353, 2018.
2) 若生里奈ほか：日眼会誌, 118 (6)：495-501, 2014.

Case 1　麦粒腫で抗菌薬の点眼剤が処方された20代女性 (p.100〜103)

1) 富田隆志ほか：日病薬誌, 45 (9)：1225-1227, 2009.

Case2　緑内障を点眼剤で治療中, ドーピング規程に抵触する可能性が考えられた20代男性アスリート　(p.104〜109)

1) 日本アンチ・ドーピング機構：世界アンチ・ドーピング規程 禁止表国際基準 (日本語版). 2018年1月1日発行, 〈https://www.playtruejapan.org/wp/wp-content/uploads/2017/12/2018-Prohibited-List-Japanese.pdf〉
2) 笠師久美子：薬学雑誌, 129 (12)：1475-1481, 2009.
3) 北沢克明：日本眼科紀要, 44 (10)：1357-1365, 1993.
4) 池田博昭ほか：薬学雑誌, 121 (11)：799-806, 2011.

改訂2版

ジェネリック医薬品パーフェクトBOOK

日本ジェネリック製薬協会 編

2018年度 診療報酬改定に対応!!

研究開発や承認までの流れ，市販後の動き，診療報酬・調剤報酬やロードマップなど，ジェネリック医薬品の"基本"を徹底解説！

改訂2版では，2018(平成30)年度診療報酬改定に対応し，最新の情報を盛り込んだ．

「ジェネリック医薬品80%時代」に向けて，押さえてほしい知識が満載だ．

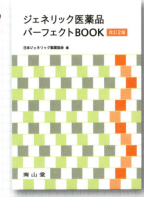

- B5判　104頁
- 定価（本体2,000円＋税）
- ISBN：978-4-525-70472-8
- 2018年 7月発行

主な内容

- 第1章　「ジェネリック医薬品」総論
- 第2章　ジェネリック医薬品の研究開発
- 第3章　承認申請時に要求される添付資料
- 第4章　市販後の対応
- 第5章　ジェネリック医薬品と診療報酬・薬価
- 第6章　ジェネリック医薬品のさらなる使用促進のためのロードマップ
- 第7章　倫理
- Q&A　ジェネリック医薬品

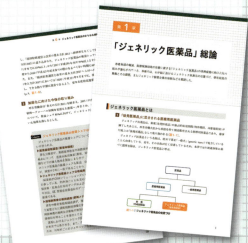

詳しくはWebで

 南山堂　〒113-0034 東京都文京区湯島4-1-11
TEL 03-5689-7855　FAX 03-5689-7857 (営業)
URL http://www.nanzando.com
E-mail eigyo_bu@nanzando.com

Monday, October 1, 2018

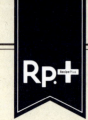

Recipe plus Times

発行所：株式会社南山堂

Facebook はこちら➡

　平成30年度調剤報酬改定のポイントがズバリわかるコンパクトな解説書，Rp.＋レシピプラス特別編集「調剤報酬2018-19 改定点フォーカスガイド 薬学管理からのアプローチ」が完成した．

　本書著者の山口路子氏は，「調剤報酬算定の可否は保険薬剤師が判断し，その請求には責任をもたなければならない」という．また，「本改定は，薬局薬剤師が臨床薬学の場を薬局に構築する契機となる」と見据えている．

　本書で調剤報酬改定のポイントを押さえて薬学管理を実践することにより，あらためて薬局の求められる機能とあるべき姿を把握し，地域包括ケアシステムが求める薬局業務に確かな手応えを感じることができるだろう．

　保険制度の概要を含めた調剤報酬全体を学びたい方は，「速解！ 調剤報酬2016-17」と併せてご覧いただくことをおすすめしたい．

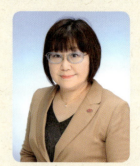

（山口路子 氏）

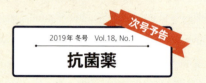

次号予告
2019年 冬号　Vol.18, No.1
抗菌薬

Rp.＋レシピプラス　2018年 秋号，Vol.17, No.4
「1滴」のチカラを科学する！**点眼剤**　　　©2018

2018年10月1日発行
定価（本体1,200円＋税）
発行所　　株式会社 南山堂
発行者　　鈴木 幹太
編集長　　村井 恵美
〒113-0034　東京都文京区湯島4丁目1番11号
［編集部］TEL（03）5689-7866　FAX（03）5689-7851
　　　　　E-mail recipe2002@nanzando.com
［営業部］TEL（03）5689-7855　FAX（03）5689-7857
　　　　　E-mail eigyo_bu@nanzando.com
デザイン・制作・印刷　クニメディア株式会社

ISBN 978-4-525-92184-2　　　　　　Printed in Japan

本書を無断で複写複製することは，著作者および出版社の権利の侵害となります．
〈社〉出版者著作権管理機構 委託出版物
本書の無断複写は著作権法上での例外を除き禁じられています．複写される場合は，そのつど事前に，〈社〉出版者著作権管理機構（電話 03-3513-6969，FAX 03-3513-6979，e-mail: info@jcopy.or.jp）の許諾を得てください．

スキャン，デジタルデータ化などの複製行為を無断で行うことは，著作権法上での限られた例外（私的使用のための複製など）を除き禁じられています．業務目的での複製行為は使用範囲が内部的であっても違法となり，また私的使用のためであっても代行業者等の第三者に依頼して複製行為を行うことは違法となります．

編集アドバイザー（五十音順）

折井孝男（東京）　　稗田道成（テキサス）
澤田覚志（愛知）　　丸山　徹（熊本）
谷口洋貴（京都）　　山口路子（北海道）
浜田康次（千葉）　　渡部陽子（福島）

Rp.＋レシピプラス　年間購読料
5,184 円（税込み・送料弊社負担）
年4冊（1冊1,296円×4冊）（1・4・7・10月発行）

Rp.レシピ と Rp.+レシピプラス BACK NUMBER

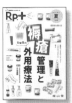
2018年夏号 Vol.17 No.3
褥瘡管理と外用療法

2018年春号 Vol.17 No.2
入門！甲状腺疾患

2018年冬号 Vol.17 No.1
気管支喘息・COPDの吸入剤

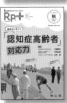
2017年秋号 Vol.16 No.4
「認知症高齢者」対応力

2017年夏号 Vol.16 No.3
妊娠期のマイナートラブルとくすり

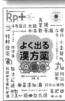
2017年春号 Vol.16 No.2
よく出る漢方薬ABC

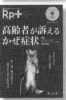
2017年冬号 Vol.16 No.1
高齢者が訴えるかぜ症状

2016年秋号 Vol.15 No.4
プロフェッショナルに聞いた！乳幼児の発熱

Rp.+レシピプラス（本体1,200円＋税）

今月の**超**おすすめの1冊

2018年10月 いよいよ発刊!!

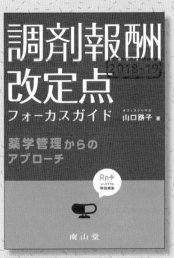

調剤報酬 2018-19 改定点 フォーカスガイド
薬学管理からのアプローチ

オフィス シリウス　山口路子 著
定価（本体1,200円＋税8%）

2018年度調剤報酬改定のポイントをスッキリまとめた早わかりガイド!!

【購読申し込み欄】 購読をご希望の方は下記に冊数をご記入ください．

Rp.+レシピプラス 年間購読〔2018年 秋号（10月発刊）より〕年間購読料 5,184円（税込）		各

※レシピは「レシピプラス」にリニューアルしました．年間購読の送料は弊社が負担します．

Rp.+レシピプラス	年　　号 定価（本体1,200円＋税）	
Rp.レシピ	年　　号 定価（本体1,000円＋税）	
薬局	年　　号 定価（本体2,000円＋税）	
ポケット医薬品集 2018年版	定価（本体4,700円＋税）	
調剤報酬2018-19 改定点フォーカスガイド 薬学管理からのアプローチ	定価（本体1,200円＋税）	

※送料は別途必要となります（300円・税込）．
ただし，年間購読を同時にお申し込みの場合に限り，送料サービスとさせていただきます．

編集部へのメッセージ

いただきましたコメントは誌面に掲載する場合があります．
誌面に掲載をしてほしくない場合は，下記にチェックマークを入れてください．
□誌面掲載不可

ありがとうございました．

Rp.+ レシピプラス 年間購読をおすすめします．

送料無料で毎号確実にお手元へ！

▶ お近くの書店または下記ハガキ・南山堂ホームページよりお申込みください．

年間購読料 5,184円 (税込み，送料弊社負担)

年4冊，<1冊 1,296円×4冊><1・4・7・10月発行>

購読申し込みハガキ

ご記入いただいた個人情報は，データベースとして保管させていただき，ご注文いただきました商品の発送・代金振込みの確認ほか，統計資料として小誌企画の参考とさせていただきます．それ以外の目的で個人情報を利用したり，第三者へ個人情報を提供・開示することは一切ありません．

また同意いただけた方のみ，新刊案内などのご連絡をさせていただきます．その場合も不要のご連絡があれば，個人情報は破棄し，以後ご連絡はいたしません．

郵便ハガキ

料金受取人払郵便

本郷局承認 1805

差出有効期間 平成31年6月30日まで 切手不要

113-8790
033

東京都文京区湯島 4-1-11
株式会社
南山堂 営業部 行

フリガナ	
お名前	（　　歳　男・女）
勤務先	
職種	□薬局薬剤師　□病院薬剤師（一般病院・大学病院） □その他（　　　　）
連絡先ご住所（勤務先・自宅） 〒	
TEL：（　）　　FAX：（　）	
E-mail：	

弊社からの新刊書籍情報の配信を希望しない方は右の□に✓マークを記入してください □

ご記入いただいた内容は，小社用以外の目的に使用することはありません．

Rp.+レシピプラス 2018年秋号

おすすめ書籍

オススメ 患者指導のための 剤形別外用剤 Q&A

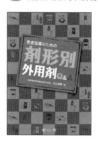

- 大谷道輝 編
- 定価（本体2,500円＋税8%）

外用剤は内服剤と異なり，使用方法に注意が必要なものが多く，患者が適正に使用していないケースが多い．最近，アドヒアランス向上や副作用軽減を目的とした外用剤が開発され，製剤技術が向上し注目を集めている．そこで，本書では外用剤の使用にあたり臨床現場でよくある質問や，注意が必要なポイントを簡潔にまとめた．

オススメ もう迷わない！ 抗菌薬Navi 改訂2版

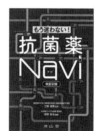

- 三鴨廣繁 監
  坂野昌志 編著
- 定価（本体2,500円＋税8%）

本書は抗菌薬の初学者に押さえてほしいポイントを丁寧に整理．改訂版は情報のアップデートに加え，初版を手にした読者からの要望に応え，より臨床に役立つ内容へと刷新．約130種類の薬剤の解説をさらに充実させ，感染制御のエキスパートによる臨床応用や副作用モニタリングのコツを追加した．抗菌薬を攻略する入門書としておすすめの一冊！

オススメ 医薬品副作用アセスメント

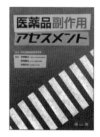

- 日本医薬品安全性学会 監
- 定価（本体4,500円＋税8%）

本書は，日本医薬品安全性学会監修のもと，臨床上重要な「医薬品安全性学」のエッセンス，さらに，代表的な副作用症状を取り上げ重症度を判定し，臨床でのアセスメントのポイントを整理するとともに，副作用対応のステップアップに必要な専門的知識を解説する．

オススメ 薬物治療コンサルテーション 妊娠と授乳 改訂2版

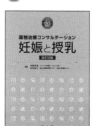

- 伊藤真也ほか 編
- 定価（本体7,500円＋税8%）

待望の改訂2版！！
初版で不足していた項目や医薬品の最新情報などを盛り込み，さらに充実した内容となっている．領域や職種にかかわらず，妊婦・授乳婦の薬物治療にかかわるすべての医療従事者にとって，臨床で即戦力となる書籍である．